跑者
健康管理

埃米·阿吉拉德 (Emmi Aguillard)

[美]　乔纳森·凯恩 (Jonathan Cane)　　著

艾莉森·戈尔茨坦 (Allison Goldstein)

邱俊 崔燕 张鹏 译

跑步损伤的预防、应对与科学训练

RUN HEALTHY:
THE RUNNER'S GUIDE
TO INJURY PREVENTION AND
TREATMENT

人 民 邮 电 出 版 社

北 京

图书在版编目（ＣＩＰ）数据

跑者健康管理：跑步损伤的预防、应对与科学训练 /（美）埃米·阿吉拉德（Emmi Aguillard），（美）乔纳森·凯恩（Jonathan Cane），（美）艾莉森·戈尔茨坦（Allison Goldstein）著；邱俊，崔燕，张鹏译. -- 北京：人民邮电出版社，2025.1
ISBN 978-7-115-64218-9

Ⅰ. ①跑… Ⅱ. ①埃… ②乔… ③艾… ④邱… ⑤崔… ⑥张… Ⅲ. ①跑—运动性疾病—损伤—防治 Ⅳ. ①G804.53

中国国家版本馆CIP数据核字(2024)第074563号

免 责 声 明

本书内容旨在为大众提供有用的信息。所有材料（包括文本、图形和图像）仅供参考，不能用于对特定疾病或症状的医疗诊断、建议或治疗。所有读者在针对任何一般性或特定的健康问题开始某项锻炼之前，均应向专业的医疗保健机构或医生进行咨询。作者和出版商都已尽可能确保本书技术上的准确性以及合理性，且并不特别推崇任何治疗方法、方案、建议或本书中的其他信息，并特别声明，不会承担由于使用本出版物中的材料而遭受的任何损伤所直接或间接产生的与个人或团体相关的一切责任、损失或风险。

内 容 提 要

本书共 4 部分。第 1 部分主要介绍跑者的身体，包括身体组织及其愈合过程、治疗方法选择等；第 2 部分介绍了跑者不同身体部位受伤的原因，并详细讲解了预防损伤的练习动作；第 3 部分就跑者不同身体部位常见的损伤进行了阐释；第 4 部分在健康训练方面给跑者提出了相关建议，包括训练原则、跑步姿态、营养与补剂和替代疗法。本书为广大跑者提供了全面而系统的损伤预防相关知识，可以帮助跑者有效避免损伤，充分享受跑步运动带来的乐趣。

◆ 著　　　[美] 埃米·阿吉拉德（Emmi Aguillard）
　　　　　[美] 乔纳森·凯恩（Jonathan Cane）
　　　　　[美] 艾莉森·戈尔茨坦（Allison Goldstein）
　　译　　　邱 俊　崔 燕　张 鹏
　　责任编辑　刘日红
　　责任印制　彭志环
◆ 人民邮电出版社出版发行　　北京市丰台区成寿寺路 11 号
　　邮编　100164　电子邮件　315@ptpress.com.cn
　　网址　https://www.ptpress.com.cn
　　涿州市般润文化传播有限公司印刷
◆ 开本：700×1000　1/16
　　印张：15.25　　　　　　　　2025 年 1 月第 1 版
　　字数：513 千字　　　　　　 2025 年 10 月河北第 2 次印刷
　　著作权合同登记号　图字：01-2023-3719 号

定价：68.00 元
读者服务热线：**(010)81055296** 印装质量热线：**(010)81055316**
反盗版热线：**(010)81055315**

年少时向我心中灌输要对跑步运动终身热爱的教练们，我的家人（尤其是我的母亲，她帮助我从一名物理治疗师成为一名作者），教导我终身学习的重要性及如何关心、激励患者和受到患者启发的导师们，以及我治疗的每一位患者，他们让我受教良多。

——埃米（Emmi）

感谢我的父母，即使在我不相信自己时他们也一直支持我；感谢我的妻子和儿子，每天激励我，并不断向我提出挑战；感谢我的运动员们的信任，他们让我能够从事热爱的工作。

——乔纳森（Jonathan）

感谢每一位在我跑步和写作之旅中慷慨分享专业知识的教练、科研和医疗专业人士。

——艾莉森（Allison）

目录

第1部分　跑者的身体

第2部分　身体部位

第3部分　常见疾病

第4部分　健康训练

致谢

本书的问世离不开各位的帮助、支持和专业建议，在此作者无法一一列举。

感谢艾利森·麦金尼斯（Alison McGinnis）、摩根·莫韦尔斯（Morgan Mowers）、凯勒·赫德森（Cuyler Hudson）、蕾切尔·博尔德利（Rachelle Bordlee）和达琳·阿吉拉德（Darlene Aguillard），感谢他们阅读了这本书初稿的许多内容并提供帮助，使我们能够以一种有意义的方式为运动员带来有价值的、最新的练习。

同时，我们还要感谢格雷（Gray）学院和姿态恢复学院在物理治疗领域及他们对运动和康复的理解中所作出的贡献。我们也要感谢营养能量公司的劳伦·安东努奇（Lauren Antonucci）对营养部分内容所作出的宝贵贡献。

感谢德旺·帕特尔（Devang Patel）、切尔西·弗伦格斯（Chelsea Frengs）、瑞安·皮涅里奥（Ryan Pinerio）和妮科尔·辛奎（Nicole Sin Quee）为本书奉献时间并承担模特工作，丹尼·韦斯（Danny Weiss）出色地捕捉到了我们所要求的但不容易用文字阐述的照片。感谢迈克尔·康伦（Michael Conlon）和终点线物理治疗中心在本书图片拍摄时慷慨地奉献了位于新罗谢尔的最先进设施，还要感谢拉比特（Rabbit）和布鲁克斯（Brooks）为我们的模特提供服装。

最后，要非常感谢米歇尔·厄尔（Michelle Earle）、辛西娅·麦肯泰尔（Cynthia McEntire）及人体运动出版社的整个出版团队。如果没有他们辛勤的工作和耐心，这本书就不会存在。我们很高兴与他们合作创作了这本重要的指南，让它从我们的脑海中变成现实，交到那些需要它的跑者手中。

引言

有充分的论据表明，跑步是世界上最古老的有组织的体育运动。没有什么事情比抬起一只脚向前跨步更简单了。美国体育与健身行业协会估计，全美跑者超过4700万名，跑步是在初、高中的运动员和成年人中最受欢迎的参与型体育项目之一。不管年龄大小、身形胖瘦、跑速快慢，人们跑步或是为了比赛，或是为了众多的健康益处和纯粹的跑步乐趣。

虽然看起来很简单，但跑步这项运动也存在一些天然的风险和挑战。如果你也曾在跑步时感到疼痛或者因受伤不得不中断跑步，那么你并非个例。事实上，仅本书英文版成稿的上一年，美国接近5000万名跑者中就有大约一半因受伤而被迫中断运动。

尽管有些损伤属于"天然"的范畴，但其可以通过明智的方法来避免或减轻。损伤后的快速诊断和谨慎治疗能够决定你被迫中断跑步的时间是几天还是整个赛季。无论是"周末勇士"还是精英跑者，了解致伤原因并制订协助治疗的计划能为每个跑者带来益处。

你在本书中将看到的临床和实践相关信息，来自一位擅长诊疗跑者和耐力运动员的临床医生，同时她自己也是一名跑龄超过20年的运动爱好者，参加过从1500米（D1级别）到波士顿马拉松等各种不同距离的比赛；她还是一位与耐力运动员（包括世界冠军和世界纪录保持者）合作超过30年的教练兼运动生理学家。本书是为跑者、教练、家长和健康专业人士编写的，它能帮助读者更好地理解肌肉骨骼系统的功能及其对训练的反应，帮助读者了解如何识别伤害，分辨何时需要休息（而不是带伤继续训练），以及何时需要寻求专业治疗。

本书从解释构成人体肌肉骨骼系统的不同类型组织的解剖学概述开始，逐步深入探索跑者常见的和难以处理的损伤。我们将向你展示如何识别、避免和处理从肌肉拉伤到肌腱炎，从应力性骨折到髂胫束综合征的各种问题。除了临床方面的内容，本书还会关注可能导致损伤的常见形态问题，以及如何通过整合力量训练、活动度练习和跑步训练来改善形态，提高跑步经济性和跑步时的表现。最后，本书还将提供有关替代疗法和辅助疗法的见解，帮助你区分事实与想象。

　　本书中含有解剖图以帮助你理解生理学，还含有展示练习和训练的照片。我们相信，将客观的临床建议与我们治疗和指导跑者的实践经验相结合，能使你为健康和高效地在后续多年中逐渐增加跑步距离做好准备。

　　祝你在跑步中获得愉悦！

动作索引

练习	页码	热身	冷身	灵活性	力量	预康复	康复
足和足趾							
分脚趾	39			×	×	×	×
脚趾瑜伽	40		×	×	×	×	×
外力主动辅助脚趾活动度练习	41			×	×	×	×
足弓拉伸	42	×	×			×	×
足内旋导向练习	42	×	×			×	×
足弓激活：外旋导向练习和足弓拱起练习	43	×					
三方向平衡练习	44	×					
分趾器（产品）	46					×	
踝关节							
软组织松动	55	×	×				
脚踝按摩	55		×				
三维小腿拉伸	56	×	×	×			
三维弹力带力量练习	57			×			
膝关节							
三维跪姿髋屈肌拉伸	66	×	×	×		×	×
离心屈膝	67	×			×	×	×
单腿分腿深蹲（保加利亚式分腿蹲）	68	×			×	×	×
侧向脚尖点地	69	×			×	×	×
野兽行走	69	×			×	×	×
靠墙静蹲	73	×			×	×	×
斜板离心深蹲	74				×		×
双腿深蹲	74				×	×	×
单腿深蹲	75				×	×	×
跳箱练习	76				×	×	×
多方向跳跃	76				×	×	×
髋关节							
泡沫轴放松臀肌、阔筋膜张肌和股四头肌	88	×	×	×		×	×

续表

练习	页码	热身	冷身	灵活性	力量	预康复	康复
髋关节							
扳机点释放：髋屈肌（腰大肌）	90	×	×	×		×	×
髋关节拉伸	90			×		×	×
三维髋关节拉伸	92	×		×		×	×
常见的弓步蹲组合	94	×	×			×	×
全蹲	96	×	×	×		×	×
髋关节后侧拉伸	97	×		×		×	×
髋关节等长抗阻练习	98	×			×	×	×
髋关节弓步内旋	100	×		×	×	×	×
核心稳定性	101			×		×	×
下背部							
泡沫轴胸椎放松	108	×	×	×		×	×
穿针式	109			×		×	×
三维手臂引导拉伸组合练习	110			×		×	×
跑姿弓步练习（重点注意手臂主导）	111	×			×	×	×
四点着地平板支撑	114			×	×	×	×
三维髋主导平板支撑	115			×	×	×	×
侧向平板支撑提膝碰肘	116			×	×	×	×
胫骨内侧应力综合征							
爪式练习	142	×			×	×	×
足跟走	143	×			×	×	×
腘绳肌肌腱炎和腱病							
腘绳肌扳机点释放	149	×	×			×	×
神经拉伸	150			×	×	×	×
等长臀桥	154	×			×	×	×
90-90髋部抬升	155	×			×	×	×
勾腿练习	156				×	×	×
臀桥	157	×			×	×	×
腘绳肌滑板练习	158				×	×	×
单腿腘绳肌滑板练习	159				×	×	×
北欧卷腿	160				×	×	×

续表

练习	页码	热身	冷身	灵活性	力量	预康复	康复
腘绳肌肌腱炎和腱病							
腘绳肌伸髋	161				×	×	×
泡沫轴臀桥	162	×			×	×	×
泡沫轴单腿臀桥	163				×	×	×
六角杠铃硬拉	164				×	×	×
单腿罗马尼亚硬拉	165				×	×	×
臀冲	166	×			×	×	×
理想的跑步姿态							
高抬腿	202	×			×	×	
军步走	203	×			×	×	
A-小跳和B-小跳练习	203	×			×	×	
跑动练习	204	×			×	×	
后踢腿	205	×			×	×	
直腿弹跳	206	×			×	×	
交叉步练习	207	×			×	×	
短距离冲刺练习	208	×					
摆臂练习	209	×					

第1部分

跑者的身体

第1章

了解身体组织及其愈合过程

在深入探讨影响跑者的具体损伤之前，让我们先了解一下身体是由什么构成的。了解组成人体肌肉骨骼系统的不同类型的组织对于理解什么是功能障碍，以及身体后续的愈合等至关重要。本章将区分肌肉、肌腱和韧带、骨骼及结缔组织。由此，当你阅读本书后续有关具体损伤的内容时，例如肌肉拉伤与骨骼的应力性损伤，可以更好地识别人体的构造，从而了解如何处理损伤及预防损伤。

人体"地图"

当我们思考人体及其不同的内部结构时，可以将其类比为一张地图。尽管地球的山脉、海洋、平原和沙漠相互连接且本身并没有地理标识，但地图绘制者对其进行了标记，以便我们可以理解我们生活的世界和导航。同样，科学家们也已经绘制了人体的"地图"。就像国家之间定义的边界可能有时候并不存在真实的物理实体隔断一样，人体本身也是作为一个整体（由各种组成构成的）而存在的：肌肉组织逐渐变化成肌腱，肌腱再连接到骨骼。这些结构有很多共同之处，也有明显的差异，本章将对此进行探讨。

肌肉

肌肉是我们身体的动力"发电机"。它们是人体所有运动的动力来源——从一次心跳到跑完马拉松完成的千万次跑动。在我们进行这趟探索跑步损伤、恢复和提高运动表现的旅程中，首先一起来探索肌肉的基本组成和功能。

肌肉的组成

肌肉由无数个单独的肌纤维组成（图1.1），它们是根据大脑的指令收缩而产生力和功率的收缩单位。肌肉富含血管，这意味着它们拥有非常丰富的血液供应，使氧气和营养物质可以被迅速输送，并提供组织愈合所需的各种物质，从而有助于运动恢复和损伤康复。

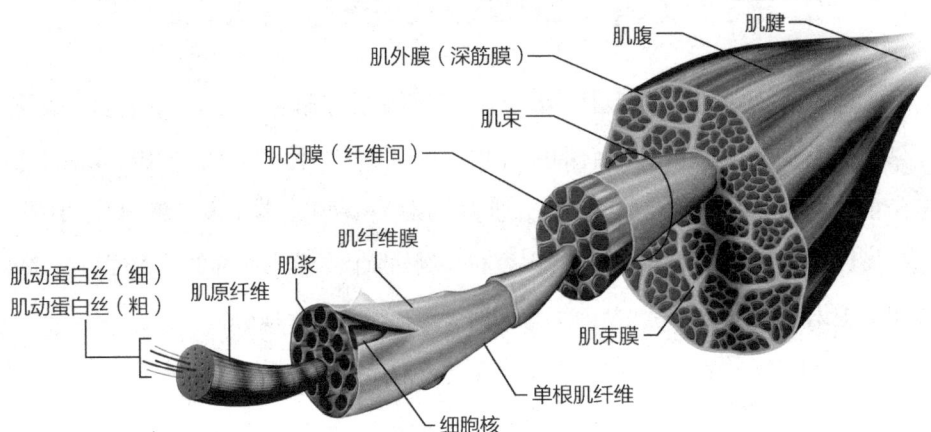

图1.1　骨骼肌的结构

肌肉收缩

肌肉的收缩包括3种基本方式（图1.2），所有收缩方式对于运动表现都很重要，也是力量训练的重要组成内容。如果跑者正处于肌肉损伤恢复过程，则应注意肌肉组织在愈合过程中的不同阶段所能忍受的收缩类型是不同的。

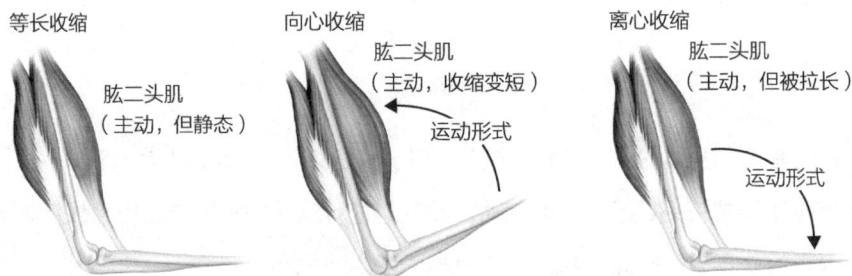

图1.2　肌肉收缩的类型

等长收缩是指没有引起身体实际运动的收缩。想象一下，握紧手中的球或发力推墙壁：虽然没有实际的运动，但存在着力量。等长收缩可以增加流向肌肉的血液，适合在康复过程的早期阶段应用，以促进组织愈合（Neumann, 2010）。

向心收缩表现为肌肉纤维缩短或向彼此靠近。一个简单的例子就是跑步时出现的提踵动作，当跑者的脚向下并蹬离地面时，小腿肌肉收缩，推动身体向前。在康复时，向心收缩通常是组织可以安全收缩的第二种收缩类型。

离心收缩是指肌肉在进行收缩的同时被拉伸或拉长。这种收缩形式经常发生在试图抵抗重力的时候。想象一下：慢慢地降低手臂放下玻璃杯，深蹲时利用股四头肌控制重心高度，以及在跑步中股四头肌在膝关节屈曲时吸收地面冲击力。离心收缩是力量最大的肌肉收缩类型，也正是因其产生的力量通常大于其他类型收缩，因此可能会对愈合中的组织造成损伤（Neumann, 2010）。但离心收缩对康复运动的作用非同小可，它有助于组织纤维的重新排列，促进受伤组织的血液流动，提高组织弹性，降低特定身体部位再次受伤的风险。但是，过早进行离心收缩训练可能会对康复产生反作用。

运动的3个平面

肌肉收缩的作用是在3个运动平面中移动骨骼和关节（图1.3）。并非所有关节都会在3个平面中运动；有些关节（膝关节）是为了稳定而设计的，而其他一些关节（髋关节、踝关节）则是为活动而设计的。要彻底理解运动，我们需要关注运动的3个平面。

首先，矢状面——主要动作是屈曲和伸展（例如从前到后）。这是跑步动作的主要运动平面。其次，额状面——主要动作是内收和外展，或者"侧向"。最后，水平面——主要动作是旋转，包括内旋和外旋。虽然跑步是一个主要在矢状面上发生的运动，但也包含明显的额状面和水平面的动作，运动平面上的薄弱点

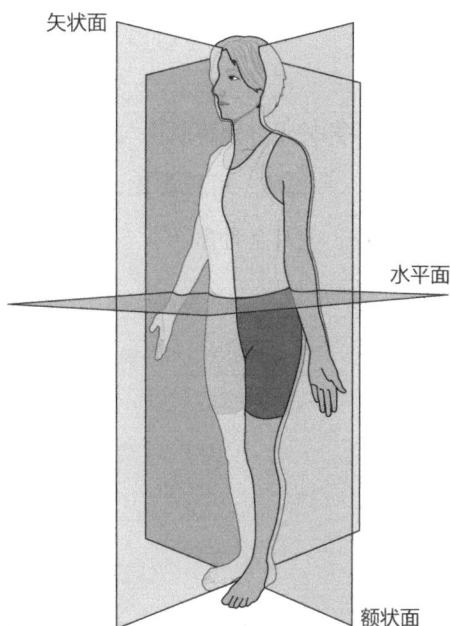

图1.3　运动平面：矢状面、额状面和水平面

和动作受限会带来运动损伤，这也是本书中着重讨论的问题。

就跑步而言，髋关节和踝关节在所有3个运动平面中均发生动作，因此需要足够的活动度，能够发生前后、侧向和旋转动作。膝关节主要在矢状面发生动作。然而，膝关节相邻部分的活动度不足可能导致在膝关节处的动作代偿和过度的扭力，这是导致受伤的主要原因。继续阅读本书，当遇到多种多平面练习时你就知道为什么了。

肌肉组织损伤

进行训练时，肌肉会产生微小的撕裂——这是我们在剧烈锻炼后会感到酸痛的原因之一。当身体努力修复受损组织后，发生微小撕裂的肌肉细胞会重新长好，并比之前更大、更强健，所以它们在下一次受到相同（运动）压力时更有抵抗性。这就解释了为什么优化恢复过程如此重要：实际上，跑者不是因训练而强壮，而是在每次努力训练的间隙，自身身体修复并提高组织的强韧度时变得更强壮。目前，你所要知道的是，如果肌肉持续发生撕裂而没有充分恢复，就很有可能会受伤。

肌腱和韧带

肌腱和韧带分别将肌肉与骨骼、骨骼与骨骼连接起来。肌腱和韧带都由结缔组织（图1.4）构成，可以类比成绳索：它比肌肉组织要强韧，任务是将其他组织连接在一起，尤其是骨骼。

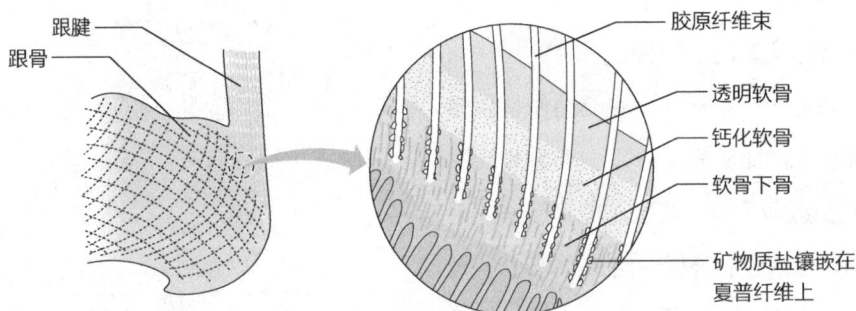

图1.4 肌腱到骨头的连接，特别是跟腱与跟骨的连接

结缔组织由密集的、平行排列的胶原纤维以绳索排列的方式组成，但为血管留

下的空间（相比于肌肉）较少（图 1.5）。这种平行排列赋予了肌腱在其连接的肌肉和关节之间传递力或大负荷的能力——甚至超过了单个肌肉或关节可以承受的力量。同向排列的方式使韧带能够抵抗多个方向拉伸它的力量。跑者经常发生问题的部位包括跟腱、髌腱及踝部韧带，它们与踝关节扭伤联系密切。

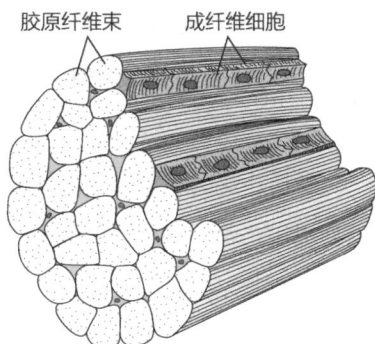

图1.5　胶原纤维的平行排列

肌腱

　　尽管肌腱和韧带的结构相似，但它们在功能上有所不同。肌腱的功能在于有效地传递负荷，这一性质被称为组织的弹性回缩或黏弹性。想象一条弹力带，当其被拉伸时会储存弹性势能，或者说被动张力。被动是关键，这是人体在不消耗额外能量的情况下产生动力的方式。随着张力逐渐增加，肌肉和肌腱将会达到一个非常高的僵硬度，并使长度-张力存在最佳的点，应在此时"释放肌肉"（像释放拉长的弹力带）以增强力量和提高功能。在跑步中也可以看到这一现象：脚腾空触地后立即向前迈动的过程就利用了这种弹性回缩力。

　　当肌腱受到巨大的应力时，它需要具有延长的能力以有效地传递能量。例如，小腿部肌肉最大限度地收缩时，跟腱可以比静息状态延长10%。这使人体在跑步和跳跃时能够储存和释放能量，并抵抗可能导致受伤的过大力量。但如果力量过大，肌腱无法达到理想的拉长长度，则会产生问题。遵循科学的训练原则并将抗阻训练整合到整体训练计划中，对强健肌腱并提高其负荷能力至关重要，这样可以帮助其更好地适应训练的需求并降低受伤风险。

韧带

与帮助高效传递能量或负荷的肌腱的功能略有不同，韧带主要提供保护功能。人体依赖它们来稳定关节。当关节被施加过多的力时，需要限制该关节的运动——例如为了避免踝关节或膝关节扭伤，韧带就会发挥作用。韧带对我们身体稳定和抵抗各种外部力量至关重要，韧带发挥功能的最理想状态是顺着生理排列方向被拉伸。当从初始的松弛状态突然被拉紧时，韧带能够立即提供张力，限制关节或两块骨骼的相对活动。

如果存在韧带松弛——由受伤、疾病或外伤（例如反复的踝关节扭伤或怀孕和分娩造成应力）引起，肌肉会提供代偿，并在提供身体稳定性方面发挥更主导的作用，关节周围原本松弛的肌肉会收紧以提供稳定性。然而相比韧带，肌肉对外部力量的响应速度慢，存在一定的滞后性，可能导致进一步受伤。准确识别潜在问题是结构康复的前提。如果跑者一直在治疗慢性肌肉损伤，但引起损伤的实际原因是韧带松弛，那么跑者很有可能会再次受伤。

损伤与修复

肌腱和韧带损伤往往令人苦恼的主要原因是它们的组成和结构。正如之前提到的，充分的血液供应是身体愈合和修复受损组织的保证。因此身体中血管较少的组织将需要更长的时间来愈合。由于肌腱和韧带比肌肉拥有更少的血管和血液供应，因此肌腱和韧带损伤的恢复需要更长的时间。

当肌腱或韧带受伤时，平行排列的胶原纤维会被撕裂，形成瘢痕组织。由于瘢痕组织的存在，修复后的肌腱和韧带不再像曾经那样强健、有弹性和平行排列。因此，恰当的康复过程中需要特定的练习来促进血液流动，并重新排列这些纤维，以恢复弹性并防止再次受伤。

了解肌腱或韧带损伤的正确康复方式至关重要。跑者也许曾经非常沮丧地发现跟腱疼痛消失两周之后再次复发，或者感觉好转并恢复跑步之后再次复发肌腱炎。解决这些情况的办法似乎有点违反常识（尤其是如果你曾经遭遇过肌肉或骨损伤，然后不得不完全休息），就是将不同种类、形式和策略的练习进行整合，以增加受伤部位的血液流动，这才是帮助机体愈合的最有效方法。固定不动的肌腱或韧带无法获得足够的血液流动来愈合，因此，仅仅休息在多数情况下并不是治愈这类损伤的策略。为了促进肌腱或韧带的愈合，最重要的是在对组织施加最大负荷的同时促进局部血液流动（例如，采用比造成损伤小但足以促进组织愈合的力量负荷）。同时，这也是为什么此类损伤难以治愈的原因：受伤的肌腱或韧带需要足够的应力刺激来愈合，但过大的应力可能会导致炎症增加，适得其反。过度与否的分界线很微妙。在接下来的内容中，我们将更详细地介绍如何应对一些最常见的跑步损伤，这些原则同样适用于整个身体部位。

骨骼

骨骼是一种超特异性结缔组织，由钙、胶原和无机盐组成，结构坚硬而密实，是我们身体坚固的支撑框架。尽管结构坚硬，但骨骼具有高度的活力。身体所有的不同组织中，骨骼具有最好的重塑、修复和再生能力。这在很大程度上归功于其独特、丰富的血液供应，使组织能够不断地根据生理应力做出适应性调整。

骨骼在高应力区域沉积更多的骨质，并在低应力区域重吸收骨质。这个概念通常被称为沃尔夫定律，它可以帮助我们理解身体如何愈合。我们每次跑步时，脚踏在路面上会在骨骼中产生微小裂纹。沃尔夫定律告诉我们，发生这种情况时，身体会沉积更多的骨质以增强对这种生理压力的抵抗能力，并适应这增加的负荷和应力。如果没有在多次生理活动压力（例如跑步）之间为愈合留出足够的时间，就会带来问题。例如一个常见情况是跑者过快地增加跑步距离导致应力性骨折的发生。身体可能需要数年的时间来适应跑步对其提出的要求，这不是一个可以快速完成的过程，而且，因为骨骼是身体中最密集的组织，所以它也是适应训练和损伤后愈合得最慢的组织。

结缔组织：筋膜与滑囊

在解剖学研究历史中，结缔组织常常被忽视，但近年来越来越多的研究指出了结缔组织在运动表现中所扮演的关键角色。人体中主要的结缔组织是筋膜，它主要由胶原蛋白和弹性蛋白组成——这两种蛋白是构成肌肉骨骼系统的基本材料。筋膜包裹着每一块肌肉，并存在于每块肌肉的不同肌纤维内部，在肌肉中是连续的。这意味着一块肌肉的收缩将拉动连接的筋膜并影响另一块肌肉的张力。筋膜参与每块肌肉的结构构成，并作为血管和神经的通道，提供了弹性回缩机制所需的关键性的被动张力。简而言之，筋膜为肌肉提供了结构支撑和弹性。当肌肉收缩时，结缔组织将这个力量传递给肌腱和关节，从而使我们能够进行整体运动。没有结缔组织，我们将无法移动。

还有一种特殊类型的结缔组织是滑囊，这个术语值得一提，因为许多医生喜欢使用"滑囊炎"这个词来命名发生在身体各个部位的炎症，最常见的是膝关节或髋关节。滑囊是一个充满液体的囊状组织，作用是减少身体的某个结构在另一个结构上自由移动时的摩擦。滑囊存在于我们身体的各个部位，以促进表皮与骨突起之间（例如在肘关节、膝关节、深筋膜下等位置，以及肌腱和骨骼之间）相对顺滑地移动。这种特定类型的结缔组织的受限可能会导致炎症，引起相应结构的疼痛，或造成原本起支撑作用的肌腱或骨骼受到过度应力（Moore, Daly and Agur, 2010）。

小结

组织并不是孤立存在的。基础生物学课程告诉我们肌腱连接肌肉和骨骼。实际情况则更像是肌肉逐渐"转变"为肌腱，肌腱与骨骼连接并附着在骨骼上，一系列结缔组织同时影响着所有这些组成部分。由于这种连接的复杂性，对人体解剖结构的深刻理解是我们康复和预防受伤的基础。

身体结构被施加过度的压力并导致功能下降时，就会发生损伤。当我们深入研究本书第16章中的跑步生物力学和姿态时，会对不同的身体结构理解得更多。如果身体中的某个结构由于运动受限或生物力学错误而持续承受过多的力量或压力，受伤的可能性就会增加。这就是跑者应对活动度练习、力量训练、跑步生物力学和跑步姿势同等重视的原因。

第2章

治疗选择指南

现在你已经对肌肉骨骼系统的组成部分有了基本的了解，下面让我们来详细解析本书的用途。首先，撰写本书的目的并不是取代医疗专业人员的评估和治疗，而是帮助读者更好地了解自己的身体及常见伤病的原因，学会避免常见的跑步错误。我们将带你了解身体各个部位，并提供大量关于预防和自我应对伤病的建议和技巧。这样，你就可以减少处理伤病的时间，从而更多地专注于享受你最喜爱的休闲活动。

预防（或者称为预康复）是无价的，把小问题扼杀在萌芽期，防止其演变成严重的伤病是我们的最终目标。一寸预防胜似一里（甚至马拉松！），减轻一些可能过度使用或锻炼不足的部位的伤痛，可以避免很多痛苦，可以让你继续晨跑。

预康复到底是什么？这里有一个简单的例子。比如，跑步后你的小腿肌肉总是非常紧张。如果不及时治疗，最终可能会导致跟腱炎。此时可以用泡沫轴滚动或软组织放松法给予它们一点"温柔的关怀"，帮助它们更好地恢复，你将避免很多困扰。

但是这还不够！只关注小腿肌肉并不能解决问题。我们需要立足更宏观的角度来审视，找出小腿肌肉过度工作的原因。你的髋屈肌是否太紧，阻碍了髋关节伸展，导致你主要依赖小腿肌肉发力？你的臀部肌肉是否薄弱，使你无法从后链的更高部位获得足够的推动力？我们将在本书中详细解释这些问题。身体损伤需要双管齐下地治疗：首先要查看身体某个部位的问题，然后从整体上看为什么会出现这种问题。本质上讲，预康复就是在疼痛和损伤导致身体部位出现功能障碍之前解决问题的过程。这个过程是对健康的相对较小的投资，可以帮助预防或减少跑步相关的损伤。

常见的跑步损伤可以分为两个基本类别。某个身体部位受伤，要么是因为该部位被过度使用出现过度疲劳，要么是因为它不常活动而变得薄弱。有时，受伤也可能是由于这两种情况同时存在，某个身体部位被过度使用，而同时也存在着薄弱的情况。这是一种双重困扰。本书后面的内容将帮助你确定损伤属于哪一类（是的，还有第三种情况：意外伤害！我们也会介绍一些不太常见的急性损伤），以及如何应对疲劳或肌肉薄弱。

何时寻求帮助

作为一名跑者，你可能会问自己："这种疼痛或损伤我是应该自己克服，还是需要停下来？这需要我自己处理，还是该找专业人士处理？"

一个比较合适的做法是确定你的疼痛程度（图2.1）。这样可以帮助你进行自我筛查，确定自己是否适合继续跑步，或者是否严重到需要休息。关于评价可以继续跑步的金标准是，如果疼痛程度在10分制中低于3分（0表示无疼痛，10表示"请送我去医院"），那么你可以放心出门跑步。不过这并不是唯一的标准。如果你在跑步过程中感到疼痛加剧，或者出现代偿动作（步态改变），则需要停下来，不应该硬撑。拿出你的跑步伤病手册，将跑步换成替代训练（明天也可能同样），然后弄清楚损伤原因并早日解决。

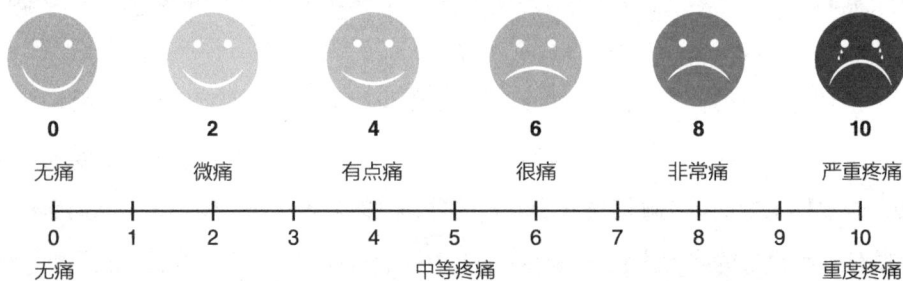

0	2	4	6	8	10
无痛	微痛	有点痛	很痛	非常痛	严重疼痛

0	1	2	3	4	5	6	7	8	9	10
无痛					中等疼痛					重度疼痛

图2.1 疼痛量表

在涉及跑步损伤时，仅仅休息不是解决问题的办法，虽然这看起来不合常理。人体组织需要运动、健康的应激和科学锻炼，以改善其血液循环，促进其完全愈合并恢复力量，从而恢复跑步。也就是说，当受伤严重到需要医疗处理时，才适合休息。如果你无法正常行走，或者由于疼痛不适而在夜间醒来，则要寻求外部治疗。其他需要注意的危险信号包括某个身体部位的感觉缺失（麻木）、最近出现的明显的肌肉无力（例如难以勾脚）或明显的组织变色（变白或变成紫、蓝、黑色）——这可能表明存在严重的神经或动脉问题，应该立即就医。

咨询专家

如果已确定需要医疗专业人员来治疗，就不要等到疼痛进一步加重。不过，应该咨询哪些专业人员可能会让你感到困惑。即使是了解不同行业的专家所做的工作，也会让人不知所措。让我们了解一下你可能会与之合作的肌肉骨骼健康专家类型，以及他们提供的服务，这样你就可以将本书作为参考，在需要进一步治疗时寻找合适的专家。组建适当的团队来处理严重或慢性损伤可能会帮助你制定更好的应对策略。

医生（MD，DO）

如果你行走困难，在休息时感到疼痛，在夜间疼醒，或者在除跑步外的任何时候都影响生活，那么应该及时就医。你可能会被推荐给骨科医生或外科医生，但我们强烈建议你去看专门从事运动医学的医生，如果他们处理跑步损伤的经验丰富或者自己也经常跑步，那就更好了。选择一位运动医学医生是一个很好的选择，他们会安排磁共振成像（MRI）或X线检查，以便更好地了解受伤部位的情况。他们还可以帮助你确定最佳的应对措施，例如物理治疗、休息，或者更严重的情况下需要做手术。

需要注意的是：疼痛和医学影像结果并不总是相关的。仅有MRI显示异常并不意味着它是导致你疼痛的原因。反之亦然，有时你可能会感到疼痛，但MRI上并没有显示任何异常情况。作为一名运动员，不要过分关注影像结果；相反，应根据你的功能水平来治疗损伤。疼痛对你跑步的影响有多大？你的关节活动度和肌肉力量如何？以髋关节盂唇损伤为例，在髋关节的MRI中会发现髋关节盂唇撕裂，但这经常是患者因其他问题（如腘绳肌肌腱炎或髂胫束综合征）而接受治疗时发现的。盂唇撕裂并不是患者疼痛的原因，而且对健侧髋关节进行影像检查也很可能会显示相同的情况。据估计，40%~60%的人都有髋关节盂唇损伤；事实上，在欧洲甚至不会在MRI结果中报告髋关节盂唇损伤，因为医生认为它并不重要。然而，如果髋关节盂唇受到炎症影响，就会引起疼痛，医生甚至会在某些情况下对髋关节盂唇进行手术。两名跑者可能会出现完全相同的影像结果，但一个有症状，另一个没有症状。这值得我们更深入地研究跑者的髋关节力学，这将在第8章中讨论。

物理治疗师（PT）

如果你直接咨询物理治疗师，通常可以在医疗预约过程中节省一些步骤。现在，美国50个州都允许你直接咨询物理治疗师，这意味着你可以在没有医生推荐或处方的情况下看物理治疗师。物理治疗师会评估你的受伤情况，排除更严重的问题，评估你的力量、步态和运动模式，为你制定针对性的缓解疼痛和症状的策略，并提供力量锻炼方案以解决潜在的功能障碍。物理治疗师接受过鉴别诊断方面的培训，因此他们能够确定是否需要向医生咨询影像学检查、药物治疗、手术或注射治疗。我们建议首先咨询物理治疗师，这是一种更为直接、简化的治疗途径，如果你在恢复正常活动方面没有取得进展，可以再去看医生。

其他专业人士：整脊师、针灸师、按摩治疗师

整脊师、针灸师和按摩治疗师都是经过培训的专业人士，他们分别使用不同的方法来治疗急性疼痛和炎症，解除软组织和关节受限，帮助你消除疼痛，恢复肌肉功能。对于许多运动员来说，这是康复过程中的关键一步。有时，如果你的疼痛限制了运动，或者身体非常僵硬以至于无法完成动作，那么就不可能做出必要的姿势或力量改变。

在选择这些替代治疗方案时，我们建议找一位专门治疗运动损伤和专门治疗跑步运动员的专家。

整脊师

整脊师使用的治疗方法与物理治疗师有重叠，包括使用声压波的体外脉冲激活技术（EPAT）、激光疗法及其他有助于改善特定区域血液循环的技术。这些是处理痼疾的较好选择，特别适合作为手术之前的干预。如果你遇到严重的关节受限问题，影响正常运动，那么整脊师所擅长的快速关节手法可能是缓解身体某些区域的疼痛（例如胸椎或踝关节活动度）的关键技术。这样你才会有更好的基础来改变力

量和姿势，从而改善运动模式。

针灸师

尽管健康专家没有形成针灸疗效的共识，但针灸师能提供有效的疼痛处理，尤其是当你患有慢性疼痛或损伤涉及多个不同系统时。针灸主要是在特定位置将非常细的针插入皮肤的治疗方法。这个方法可以帮助缓解软组织的紧张状态，减少炎症，并改善慢性损伤部位的血液循环。它还可以调节神经系统，增加体内的副交感神经活动，改善整体紧张情况。在第18章中，我们会更深入地探讨针灸的优缺点。

按摩治疗师

按摩疗法也是一种治疗选择，特别是在你害怕针头的情况下。深层组织的按摩可以帮助改善血液循环，减少乳酸积累，提高关节活动度，减少水肿，增加筋膜的活动性和滑动性，减轻疼痛。专门从事深层组织按摩疗法的治疗师按摩的效果是最佳的。

注册营养师（RD）

第17章专门讲述营养，但我们也想在这里谈一下与营养师合作的必要性。锻炼、力量、适当的训练和生物力学只是训练的一半，如果你没有正确补充营养，那么身体是无法恢复的。注册营养师加入你的医疗保障团队是非常有价值的。在寻找专家时，要注意注册营养师应拥有硕士学位，参加了扩展实习，并参加了考试——完成一系列培训以获得资格证书。另外，自称为营养专家的人并没有如此严格的标准，大多数人都可以完成某项营养证书课程，然后称自己为营养师。在寻找营养建议时，请务必咨询注册营养师来满足你的需求。

小结

跑者对各种类型的治疗可能会有不同的反应，而不同的治疗者经常会使用同样的技术。你的跑步同伴可能会对他们的针灸师赞不绝口，而你可能会发现按摩治疗对你最有益。找到最适合自己身体和损伤情况的最佳治疗，需要一些尝试。通常，综合治疗才是最佳的解决方案。在探索适合自己的方法时要有耐心。

现在，我们准备深入探讨跑步时可能会导致疼痛或受伤的原因。我们将对身体部位一一进行讲述，从脚开始一直到脊柱。在每章中，你将找到每个部位解剖学的详细信息，常见的跑步损伤（附有案例），以及针对每个身体部位的治疗方法。请利用这些信息帮助自己在面对突然出现的或一直存在的疼痛时，做出最好的应对策略。我们希望帮助你持久而无疼痛地跑步。

第3章

肌肉和骨骼损伤

正如第1章所讨论的，肌肉、肌腱和骨骼具有独特的特性，这些特性决定了不同的愈合时间。损伤完全愈合仅靠休息是不够的。在此，我们概述了每种组织治疗的原则。

肌肉和肌腱损伤

对于跑者来说，最坏的情况就是在跑步时身体出现可怕的"爆裂"声。肌肉受伤也可能表现为突然的剧烈疼痛，这会改变我们的步态，有时甚至迫使我们一瘸一拐地回家。这种感觉通常表明肌肉或肌腱内有一定程度的撕裂。有几个词可以用来描述这种类型的损伤——拉伤、扭伤、撕裂、牵拉伤，医学界普遍使用"撕裂"来描述，并用一个分级系统来区分其严重程度（图3.1）。

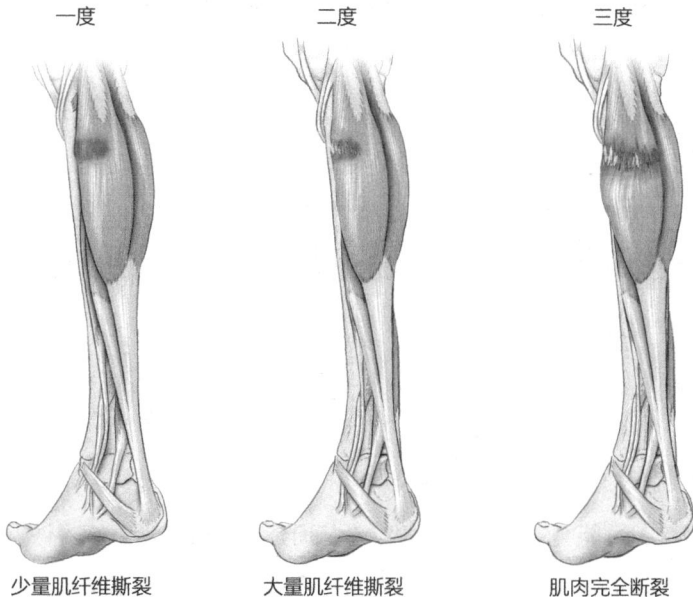

一度	二度	三度
少量肌纤维撕裂	大量肌纤维撕裂	肌肉完全断裂

图3.1 肌肉撕裂的3个等级

一度撕裂（拉伤或扭伤）是指少量肌肉纤维的轻微损伤，这时肌肉内被撕裂的肌纤维少于5%。通常情况下，跑者会感到酸痛，力量减弱，但几乎没有瘀斑或功能减退。一度撕裂通常需要2~4周时间才能愈合。跑者通常可以减少运动量和运动强度，继续训练，但我们建议跑者咨询物理治疗师或医生后再继续运动。过早进行速度训练或爬坡训练很容易导致肌肉再次受伤。

二度撕裂是指5%~50%的肌肉或肌腱被撕裂，导致更多的力量和功能丧失。这种损伤可能需要2~3个月才能愈合，需要更多的休息并适度活动。跑者在肌肉收缩时会感到疼痛，并且力量和活动度减少。这种情况下不建议继续跑步，但根据个人具体情况，可以继续进行游泳或骑自行车等交叉训练。

三度撕裂涉及50%以上的肌肉或肌腱，导致几乎丧失功能。皮肤下可能会出现凹陷，也就是肌肉分离，受伤的肌肉几乎无法收缩。严重的三度撕裂需要手术治疗。

撕裂可能发生在肌腹部位，但更常见于肌肉与肌腱结合处，即血供丰富的可收缩肌纤维与坚韧的胶原肌腱相连接的地方。在肌腱内或肌肉－肌腱连接处发生的撕裂比在肌腹内发生的撕裂愈合得慢，这是因为肌腱的血液供应较少。对于肌腱损伤来说，需要进阶康复才能完全恢复功能。

跑者和运动员的肌肉损伤更容易出现在力量和灵活性受限的情况下，或者发生于疲劳状态下全力跑步时（例如激烈的训练或比赛结束时）。损伤更有可能出现在跨越两个关节的肌肉，例如腘绳肌、股四头肌和腓肠肌，它们都是跑步步态周期中的主要参与者。在训练中加强力量和灵活性练习可以降低这些部位的受伤风险。

肌肉和肌腱损伤的治疗

肌肉和肌腱损伤是自行康复中最棘手的问题之一。康复练习做得太多会加重伤情、导致炎症，可能会让情况变得更糟，从而延缓愈合。康复练习做得太少则会让愈合进程停滞不前——要知道，组织会对压力做出反应！在多和少之间有一条微妙的界线，各种不同的因素可以改变这条界线的位置，甚至可能每天都会有所不同

（前一天你做了多少练习？晚上睡得好吗？你的水分摄入足够吗？）。我们的任务是帮助你理解这条界线，但有时你需要专业的帮助。以下将介绍常规的康复进度。

急性期：第一周

急性肌肉损伤的传统治疗通常被称为RICE（休息、冷敷、包扎和肢体抬高），还包括非甾体抗炎药（NSAID）。许多医生会迅速开具处方药作为应对新发或急性肌肉损伤的首要措施。经过一两周的休息后，应进行物理治疗，以恢复全部功能。

虽然RICE一直是长期以来的护理标准，但最近的证据表明，肌肉损伤的急性处理发生了转变。没有证据支持冷敷在急性损伤中除了缓解疼痛，还具有其他作用。在损伤后的几小时内，冰敷仍然被推荐使用以减少炎症，但仅限于短时间内。我们建议在损伤后的24~48小时内，每次冰敷15分钟，两次间隔至少30分钟。

抗炎药物同样备受争议。由于急性炎症是人体的自然愈合反应，对于在损伤急性阶段服用非甾体抗炎药是不是最佳方案，存在着不同的观点。

热疗在肌肉急性损伤的早期阶段可能是一个有疗效的方法。身体通常会对拉伤做出反应，导致周围的肌肉紧张。热疗可以帮助肌肉减轻这种紧张，从而减轻受伤部位的压力，还可以促进该部位的血液流动。

虽然休息可以帮助你康复，避免产生某种代偿而造成其他的力学问题，但完全休息可能会导致肌肉僵硬和萎缩。即使在肌肉损伤的急性期，我们也建议进行等长肌肉收缩（即不产生位移动作，只有阻力）及轻柔的活动度锻炼，前提是这些锻炼不引起进一步的疼痛。相信"动作即润滑剂"的说法——轻柔、无痛的动作可以通过促进损伤部位的血液流动来加速康复。保持一个部位的柔韧性和活动度将为身体康复过程提供一个快速的起步，并防止瘢痕组织的形成。除非在医疗专业人员的监督下，否则在锻炼中不要强忍疼痛。

亚急性期：伤后2~4周

在最初的2~3周康复之后，重点转向安全地恢复力量。当肌肉撕裂时，身体会

可的松：用还是不用？

尽管医生有时会使用可的松注射作为肌肉损伤的快速解决方案，但我们建议这只能作为最后的选择方式。炎症是身体对受伤的愈合反应，非甾体抗炎药和可的松在不同程度上都能减缓伤口的愈合。虽然它们确实能暂时缓解疼痛并恢复功能，但从长远看，它们可能会削弱肌腱的完整性，因为它们阻碍了损伤处的愈合机制。当愈合过程以这种方式中断时，受伤部位可能永远无法完全愈合。

有一种更安全、更有助于康复的治疗方案是使用再生疗法来促进自身的自然愈合过程。这些疗法包括热敷及临床应用的激光疗法和富含血小板的血浆注射。

限制我们过多使用受伤部位，容易产生肌肉薄弱和萎缩。当务之急是恢复关节完整的活动度，然后通过等长、向心和离心力量训练来逐渐增强肌力和对负荷的承受能力。最后，再进行增强式训练。

向心肌肉收缩是指肌肉的长度缩短（比如肱二头肌弯举）。针对小腿拉伤的提踵，针对腘绳肌拉伤的勾腿练习，或者针对股四头肌拉伤的直腿抬高，都是向心收缩的例子。在这些练习中可以逐渐增加负重以提高肌肉对负荷的耐受力。

在康复过程中，不应该过早地进行离心收缩练习，因为它可以使肌肉产生最大负荷，容易导致受伤。但离心收缩对于增强肌肉的弹性和降低再受伤的风险至关重要，肌肉缓慢、有控制地拉长可以帮助重新排列胶原纤维并防止瘢痕组织的形成。

一旦跑者能无痛地进行离心肌肉活动，就可以再次开始增强式训练（单腿跳跃和跑步动作技巧训练）。恢复跑步的训练计划应该与教练或物理治疗师共同讨论。

预防肌肉损伤

通过力量训练定期对肌肉和肌腱进行负荷锻炼对于预防跑步损伤至关重要。这会让肌肉和肌腱保持健康、强壮，并具备足够的韧性来挑战各种跑步距离。我们在本书的第7章、第8章、第9章和第13章中提供了具体的力量训练方法。

除了力量之外，保持足够的灵活度也是关键。虽然紧绷的肌肉很强壮（肌肉越紧，产生的力量就越大），但肌肉过紧也更容易撕裂。滚动、拉伸和软组织放松都可以降低撕裂的风险。

骨应力损伤

应力性骨折是任何跑者都害怕的术语，因为没有捷径恢复，也不能通过康复训练来解决。应力性骨折最好的应对方法是休息，因此我们的目标是尽量避免发生应力性骨折。在本节中，我们着重介绍引发骨应力损伤的常见风险因素。这不是一种自己能够克服的损伤，如果你怀疑自己正在面临这种情况，请尽快去看医生。

骨骼是身体中最坚固的结构，因此它的康复比大多数其他跑步损伤的康复要慢。骨应力损伤令人欣慰的一点是，虽然骨骼愈合缓慢，但在适当休息的情况下，完全愈合的骨骼再次受伤的可能性很小，骨骼愈合良好，而且相对简单。在骨骼内不会产生纤维瘢痕组织，而单纯是骨组织的生长。想要正常愈合，关键是要减轻对受伤部位的负荷，确保足够的营养，以帮助骨组织再生。

到底什么是应力性骨折？如果骨骼承受了过大的负荷，而支撑它的周围肌肉无法足够吸收负荷或冲击，就会发生应力性骨折。应力性骨折通常始于骨内部的肿胀或炎症，称为骨水肿。如果你进行磁共振成像检查，医生可能会诊断你存在应力性反应。一旦骨骼内部有液体存在，骨骼的强度和完整性就会受到损害，使跑者更容易发生应力性骨折，也就是骨骼的小裂缝。骨骼本来应该很坚固，但骨内的液体会使其变得柔软，无法像原先那样承受力量。

在跑者中，应力性骨折最常见的部位是跖骨（足部）和胫骨（小腿）。虽然股骨和骨盆也会发生应力性骨折，但非常少见。训练不科学或跑步姿势不良是造成骨应

营养与骨损伤

钙和维生素D对骨骼健康非常重要，有证据表明，总能量摄入不足是导致应力性骨折反复发生的主要因素，尤其是在女性跑者中（Heikura et al., 2018）。如果跑者在跑步后没有补充足够的能量，身体就会开始分解骨骼以满足其营养需求，从而导致骨损伤。请阅读第17章了解更多关于营养如何促进损伤康复的信息。

力损伤的主要原因，但较大的骨骼（如股骨和骨盆）发生应力性骨折可能是跑者营养不足导致的。

应力性骨折的一个警示信号是持续的钝痛感，这种疼痛不会随着热身而消失，可能在跑步时变得更加严重。你可能还会注意到受伤部位周围的肌肉越来越紧，因为身体会紧绷以试图保护这个部位。在胫骨内侧或足部触及一个小的、孤立的痛点，也可能是骨折的迹象。

单腿跳跃测试可以作为一种有用的诊断方法。试着跳起来后重重地落地（而且着地时比起跳时更明显），如果感觉疼痛，那么你很有可能出现了骨损伤。

如果在应力性骨折的情况下继续跑步，骨骼可能会发生断裂也就是骨折，这时的风险很高，可能需要手术治疗。如果是股骨颈或骨盆的应力性骨折，骨折的风险也是相当大的。骨盆骨折需要进行复杂的手术，需要使用金属器械钻入髋部，将骨碎片重新连接起来。股骨颈骨折可能会撕裂股骨头（髋骨球窝关节中的球）的供应血管，导致骨组织坏死，这个现象被称为缺血性坏死，最终整个股骨头可能会塌陷。因此在这些情况下是不建议继续训练的。

女性跑者的风险因素

女性比男性骨折的风险更高，尤其是那些已经闭经（月经失调或停经）的跑者。营养不足与应力性骨折之间存在显著的相关性。低雌激素水平也会阻碍身体骨骼的重建，长期服用低雌激素避孕药会降低身体的总雌激素水平，从而影响骨健康。如果你处于闭经状态或雌激素水平偏低，那么寻求医生和注册营养师的帮助至关重要。需要注意的是，月经周期不正常是你的身体发出的警告信号，而不是正常训练的副作用。

预防应力性骨折

如何在增加跑步量的同时降低发生应力性骨折的风险？有几个可控因素可以作为训练的一部分，以降低发生应力性骨折的风险。

首先，逐渐增加你的运动量，让身体和骨骼有足够的时间来适应冲击。不要过快地增加跑步距离，应给骨骼足够的时间来适应。每次跑步时骨骼中都会产生微裂纹，这是可以预料的。在休息的时候，身体会修复这些微小的骨折，生成新的骨质，并增强韧性。如果负荷过大或者恢复不足，就会发生应力性骨折。

其次，尽量选择较软的地面进行训练，比如跑道或土路，这样会减少身体吸收的冲击力，帮助你安全地增加跑步距离，同时减少跑步对骨骼的冲击。

再次，确保摄入足够的钙、维生素D和总能量。假如你能量不足，身体就会从骨骼中提取营养物质作为能量源。如果你在跑步过程中经历了多次应力性骨折，建议咨询医生进行评估，因为你的身体吸收这些维生素和矿物质的能力可能存在问题。最重要的是，有证据支持足够的能量摄入可以最大限度地降低骨折的风险。

最后，注意跑步姿势。步幅过大会导致整个下半身的受力增加。尝试放慢步伐，确保脚落在重心的下方，这将减少每一步传递到身体的负荷（我们推荐了一些纠正练习方法，见第16章。）如果你在同一部位反复出现应力性骨折，并且已经解决了上述讨论的问题，那么很可能是因为你的跑步姿势有一些力学问题。建议咨询物理治疗师或教练，评估你的跑步姿势并加以改进。

小结

最好能够避免肌肉和骨骼损伤。但是如果你真的遇到了损伤，那么正确诊断是至关重要的，这样你就能知道自己是否可以安全地继续进行轻度训练（如一度肌肉撕裂），或者是否需要充分休息（如应力性骨折）。预防需要逐渐增加跑步距离，进行力量训练，以及正确的营养摄入。接下来的内容将会涉及所有这些策略，以及更多内容。

第4章

软组织疗法

跑步界充满了各种各样的流行语，比如"砸锤""撞墙""敲脑袋"，以及我个人最喜欢的"长慢距离（LSD）"和法特莱克训练法。这些词汇非常有趣且富有表现力，但它们不是临床术语，只是跑者和教练们经常使用的词语。软组织这个术语是医学专业人士使用的，但也经常被跑者们提到，然而在某些情况下这个术语可能被跑者们错误使用或误解。因此我们在讨论软组织维护之前，请大家对软组织的概念有所了解。

跑者常说的软组织通常是指肌肉、筋膜、肌腱和韧带。（如果你在医学院上学，教授要求你定义软组织时，一定要包括血管、脂肪、神经甚至心脏，但按摩治疗师谈论软组织疗法时，他们并不是在说按摩你的心脏。）软组织疗法涉及一系列技术，用于恢复组织的正常特征、柔韧性和功能，减少疼痛、结节、粘连和瘢痕组织，改善血液循环，优化软组织本身的功能。在某些情况下，软组织疗法令人感觉良好，而有的时候则相反；有些疗法是被动的，有些则需要运动员的主动参与；有些是由训练有素的专业人员操作的，有些则可以自我进行，但最终目标仍然是减轻疼痛并改善功能。

被动治疗

认证按摩治疗师（LMT）会使用多种治疗技术。临床医生可能会讨论这些方法的理论差异，但就患者受益而言，这些方法存在很多共同之处，也许比一些从业者认为的还要多。因此，在很大程度上，你只要选择那种感觉良好并对你有效的方法即可。

对于因疼痛、薄弱或过度使用而导致紧张的肌肉，我们的目标是减少肌张力。一旦实现松解，我们就可以更有效地提高肌肉力量，改善灵活性和活动度，并训练身体以更好的运动策略来应对局部更多的负荷，促进跑步能力提升。

瑞典式按摩

最常见的被动治疗是瑞典式按摩，许多跑者都推崇这种方法。虽然按摩治疗师常在水疗等休闲场所工作，但这个技术对运动员也非常实用。

瑞典式按摩对跑者来说是放松愉悦的体验。它通常不像其他类型的软组织治疗那样强烈，因此更适合比赛前进行。瑞典式按摩采用5种技巧，目的都是促进血液循环并放松组织。

- 轻抚法：长时间抚摸，始终朝向心脏方向进行，以刺激血液流动和静脉回流。
- 揉捏法：更深层地揉捏抚摸。
- 叩抚法：有节奏地轻叩。
- 摩擦法：深度、强度较大的局部按摩技巧，用于处理肌肉结节。
- 振动法：按压和释放技巧。

主动释放技术（ART）

主动释放技术在过去10~20年中在运动界相当受欢迎。ART从业者接受特殊培训并获得认证，这一技术被按摩师、物理治疗师和整脊师广泛使用。该技术结合了操作者施加的压力与肌肉动作，帮助处理粘连和瘢痕组织。与瑞典式按摩针对全身不同，ART通常针对特定肌肉的损伤或功能障碍。ART是一种剧烈的方法，可能会导致暂时性酸痛。

肌筋膜扳机点疗法

肌筋膜扳机点疗法通常简称为扳机点疗法。扳机点是指肌肉中的结节、敏感或紧张区域，会对肌肉的功能产生负面影响。扳机点治疗师对受影响的区域施加压力，然后恢复肌肉的活动度。

大卫·G.西蒙斯学院（David G. Simons Academy）几十年来一直向治疗师传授扳机点疗法，他们认为肌筋膜扳机点疗法的目标包括以下几个方面。

- 改善扳机点区域的血液循环。
- 拉伸紧张的肌腱。
- 松解周围的筋膜。

由于这种疗法强度较大，可能会造成疼痛和肌肉酸痛。

器械辅助软组织松动

器械辅助技术尤其是格拉斯顿（Graston）技术，与其他技术不同。格拉斯顿技术在肌肉上使用了一组特殊的不锈钢工具，并辅以按摩。这种技术的目的是处理粘连和瘢痕组织，拉伸和放松相关肌肉，以缓解疼痛。格拉斯顿等其他软组织技术可以重新触发身体的炎症过程，帮助你度过愈合中的平台期。激进一点的治疗（比如肌腱止点治疗）可以避免更激烈、更复杂的干预措施，如富含血小板的血浆（PRP）或类固醇注射。器械辅助软组织松动的强度可以根据从业者的技巧和跑者的耐受性进行调整，因此尽管看起来很吓人，但不会让人无法忍受。

自我按摩方法

虽然专业治疗师开展软组织治疗工作在许多方面都是比较理想的，但也存在一些限制，比如费用和方便性。因此，自我按摩技术广受欢迎。关于自我按摩的研究仍在不断涌现，我们有理由对其在改善活动度和肌肉功能方面的有效性持乐观态度（Cheatham, 2015）。

泡沫轴滚动

泡沫轴曾经是一种新奇的东西，但现在在健身房、物理治疗室及几乎每个跑者的床头或家庭健身房中随处可见。泡沫轴可以按摩从小腿到腘绳肌，从股四头肌到背阔肌的很多肌肉。它让人感觉舒适（偶尔不太舒服），有助于改善血液循环。它价格便宜，且可以在很多地方使用，成为软组织治疗的有效补充。除了泡沫轴，网球和曲棍球等物品也可以用于自我按摩。

筋膜枪

筋膜枪是一种相对较新的工具，运动员可以用来自我治疗。你可能会误以为它是电钻，但它们的用途有很大不同。筋膜枪配备了各种按摩头，强度可调节，非常方便实用，它可以帮助缓解训练和比赛后的疼痛。筋膜枪不适合用于瑞典式按摩中的长时间按摩，但在处理结节和粘连时，它可以很好地代替按摩师的双手。它的振动可以分散神经系统对疼痛的敏感度，从而缓解肌肉紧张，通常能比使用泡沫轴获得更深层的放松。虽然大多数筋膜枪的价格较高，但购买这个设备可以为你节省多次去按摩师那里消费的费用。

压缩靴

在许多运动员的软组织放松工具包里，另一种相对较新的流行工具是被统称为压缩靴的气动压缩设备。将压缩靴套在腿部，然后充气，帮助运动员减轻腿部肿胀，减少腿部过多的充血。支持者认为使用压缩靴可以减少延迟性肌肉酸痛（DOMS）。与许多新型设备一样，关于压缩靴的科学共识尚未达成，但我们有理由对其保持乐观态度。一项研究表明，超级马拉松选手使用压缩靴的肌肉恢复效果与接受按摩疗法相当（Hoffman, 2016）。

压缩靴并不便宜，但其在康复方面表现出良好的效果。许多物理治疗室可以提供压缩靴，这为那些不想直接购买压缩靴的跑者提供了一个低成本的选择。穿着压缩靴可以很好地替代长时间放松活动或者主动恢复，因为它们促进了四肢的血液循环，促进了血液流动和乳酸的吸收。在高强度训练后，可以躺在沙发上，使用压缩靴进行放松。

软组织治疗的时机

进行软组织治疗的时机可以考虑几个因素。正如我们讲到的，一些疗法比其他疗法更剧烈，可能会在随后几天让你感到酸痛。另外，有些跑者希望大强度训练后能够更快地恢复，有的人软组织治疗的效果更好（或不好）。

由于按摩或其他软组织疗法可能会导致短暂的负面效应，因此通常不建议在比赛前接受治疗。至少要告知你的治疗师比赛即将临近，以便他们可以调整治疗强度。同样，由于剧烈比赛后肌肉存在损伤性炎症和创伤，因此通常不建议在比赛后的几天内接受治疗。你或许经常看到赛事主办方提供赛后按摩，这是个不错的选择，但这时的按摩应该是轻柔的，以重新分配血流和放松为目的，而不是针对性的治疗。

小结

无论你使用哪种软组织疗法，适当的治疗都能帮助你避免跑步不受伤。每种方法都有其优点和缺点，有些费用昂贵，有些需要受过专业培训的从业者辅助，所以值得尝试一下，找到适合自己的方法。请记住，降低神经系统的张力有助于身体放松，而每个人的神经系统都略有不同。与其听信你朋友的意见，不如多多尝试，寻找最适合自己身体的方法。

第 2 部分

身体部位

第5章

足和足趾

在接下来的儿章中，我们将开始自下而上地介绍受伤的原因，从足和足趾这些与地面接触并推动跑步前进的结构开始。跑者在足和足趾上的损伤多种多样，从黑趾甲到水疱，从应力性骨折到草皮趾，从拇囊炎到关节炎。尽管各种足和足趾损伤的原因各不相同，但这些损伤有一些共同点。

让我们先来了解一下足的解剖结构。成年人身体中的206块骨骼中，超过25%位于足部（准确地说，每侧足部有26块骨骼），这使足部有很多活动能力。足部的独特结构源于其功能需求，既需要高度灵活性来吸收着地时地面的冲击力，又需要一定的坚硬度，以帮助身体在奔跑时高效地推离地面，腾空而起。此外，足部的本体感受器可以感知身体的空间位置、行走或奔跑时的地形情况及身体的平衡和稳定性。

简而言之，足是非常重要的。然而，在我们生活的大部分时间里，我们都把脚塞进鞋子里，这样做剥夺了身体的本体感觉输入，也没有充分利用大脑的整个部分。此外，现代的鞋子极大地妨碍了足部在着地时足趾分开伸展的能力，久而久之，会增加患拇囊炎、神经瘤和其他足部损伤和功能障碍的风险。

研究显示，与习惯赤脚的人群相比，穿鞋者的足部顺应性和足弓高度明显降低（Franklin et al., 2015）。这意味着鞋类对足部的两个最基本的功能产生了负面影响：足部在着地时足弓下压的能力（因为足弓的顺应性有助于足部减震和吸收负荷），以及足部在起步推地时绷紧和锁定的能力（因为足弓有助于高效地传递能量和动量以推动前进）。此外，顺应性减弱和足弓降低不仅会导致足部问题，还可能传导到整个身体，最终影响膝关节、髋关节和腰背部的关节负荷方式，对下肢损伤原因的溯源也因此变得更加棘手。

我的足部问题是遗传的吗

我们经常听到"医生说我有扁平足"或者"我的拇囊炎是遗传的"这样的抱怨。这里澄清一下，虽然确实有遗传因素影响着脚形，但遗传并不是导致足部问题发展的唯一原因。足部的韧带松弛有遗传性，确实可以使足弓更平，但足底固有肌的不良发育也是控制因素之一。同样地，先天宽足或髋关节解剖异常增加了拇囊炎的发病概率，但另一个重要因素是常年穿窄的鞋子，限制了脚在着地时伸展的能力或大拇趾在推地时的活动能力。

鞋子与跑步

现代跑鞋的设计旨在帮助人们节省能量并提高效率，总体来说这是件好事。然而，这种设计并非完全没有不良后果。鞋子会改变脚的旋转轴。许多鞋子的底部都是摇摆的，目的是使足前倾，减少足和大拇趾在蹬地时的负荷。虽然这对于提高跑步经济性和促进康复有好处，但缺点是大拇趾的活动范围并没有设计得那般大，导致大拇趾关节变得僵硬。随着时间的推移，这种僵化可能会成为永久性的，大拇趾关节的力量和灵活性会丧失，疼痛和炎症也会随之而来。

跑者通常喜欢穿较窄的鞋，这会让他们在跑步时更有稳定性和控制感。然而，鞋子越窄，足趾着地时自然伸展的空间就越少，导致神经、肌肉、关节和其他足部结构受到挤压。

虽然这些问题可能成为选择更宽、更简约的跑鞋的理由，但我们并不主张完全放弃鞋子！尽管约束足部可能带来问题，但生活在现代，大多数人不可能真的赤脚出现在工作场所，而在大多数户外情况下没有鞋子的保护也不安全（在混凝土地上赤脚跑步并不是一个好主意！）。相反，我们告诉患者和运动员，要认真评估他们选择的日常鞋子。如果你每天跑步1~2小时，即使穿的是弧形鞋底或狭窄的鞋子，只要你在其他22~23小时里注意足部运动，足部结构就不会发生永久性变化。因此，要选择鞋头较宽的步行鞋，少穿高跟鞋，在室内尽可能赤脚，积极维护足部力量和灵活性。本章重点介绍的锻炼方法旨在帮助你保持适当的足部力量和灵活性，以减

矫形鞋垫

任何一家跑步专卖店中除了各种各样的鞋子，还可能有各种各样的鞋垫。你甚至可能穿着足外科医生定制的鞋垫跑步。

一般来说，我们不鼓励跑者依赖矫形鞋垫，因为这更像是迎合弱点和不平衡，而不是解决根本问题，它只是一种临时措施。然而，在急性炎症或慢性损伤的情况下，矫形鞋垫可以在缓解炎症方面发挥关键作用，就像石膏可以帮助愈合骨折损伤一样。此外，如果你已经穿着矫形鞋垫跑步多年，不要急着丢掉它们，因为你的身体已经适应了这种支撑，突然摒弃它们可能会导致身体受伤。如果你考虑停止使用矫形鞋垫，我们建议采取循序渐进的方式。

如果你的伤势在矫形器的帮助下可以更快痊愈，我们强烈建议你咨询物理治疗师或足外科医生。

少或完全避免足部结构畸形的发生。

诊断

由于足部的复杂性，如果足部或足趾问题久治不愈，我们再次强调要寻求专业帮助。如果没有接受过专业培训，诊断具体问题及其潜在原因是非常困难的。尽管如此，在介绍一些有助于跑者避免这些问题的足部和足趾活动性练习之前，我们将讨论影响跑者足部的最常见情况，包括神经瘤、拇外翻（拇囊炎）和大拇趾僵直症。

神经瘤

神经瘤是指足部神经增厚和肿胀，导致疼痛、灼热、麻木或刺痛的情况。这种情况最常见于第三和第四趾（跖骨）之间，被称为莫顿神经瘤。

神经瘤最常在足部没有足够的伸展空间时发生，当足被塞进过紧的鞋子里时，关节会受到限制，从而增加患神经瘤的风险。此外，脚接触地面时来自地面的反复压力也可能导致神经瘤。特别是女性跑者，在工作时穿窄头鞋或高跟鞋，在跑步时倾向于双脚落地过重，就会增加患神经瘤的风险，因为这些行为会对足的大拇趾根部和距骨区域造成过多的压力。

通常，神经瘤的症状会因为穿窄鞋或反复冲击而加重，而通过按摩、伸展脚趾，赤脚行走或穿宽鞋头的鞋子可以缓解这些症状。医生也可能会开处方，让你在鞋子里放入一个小垫来减轻对特定区域的压力。

拇外翻（拇囊炎）[①]

拇囊炎的病因与神经瘤类似，即穿窄鞋或有束缚性的鞋子会增加患病风险。拇囊炎的形成可能与跑者的解剖结构特别是足部结构相关，可能导致复杂的上下动力链的代偿。足部宽度在拇囊炎的形成中起着重要作用，关节部解剖结构也是如此。

如果你的股骨在髋臼中呈一定的角度（向后旋转或股骨后倾），你就会采用拇外翻的步态模式来进行代偿，这会对大拇趾施加压力并让蹬地时的力线或杠杆臂从直线变为斜线（图5.1）。穿过小的鞋子也可能会产生类似问题，它可以改变你的大拇趾推动地面的杠杆。随着时间的推移，这种运动模式可能会导致足部骨骼发生结构性变化——形成拇外翻或拇囊炎。

拇囊炎的症状包括大拇趾向内弯曲而不是伸直（图5.2），脚趾外侧肿胀及发力时疼痛。并不是所有的拇囊炎都会有疼痛的感觉，可以继续进行跑步和训练。然而，尽管脚趾感觉良好，但拇囊炎可能是导致其他损伤的一个主要因素。因为拇囊炎通

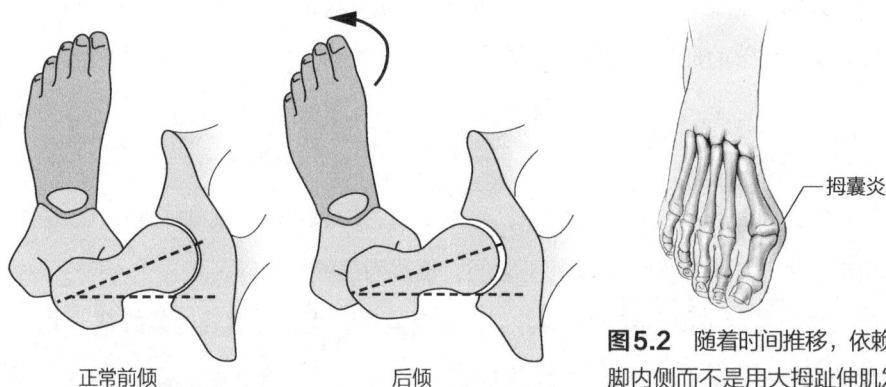

正常前倾   后倾

图5.1   股骨后倾有助于拇外翻的发展

图5.2   随着时间推移，依赖于用脚内侧而不是用大拇趾伸肌发力，可能会导致解剖结构的变化

———————————————
① 拇外翻是足趾在第一跖趾关节处向外偏斜超过正常生理范围的一种前足畸形，表现为足趾在第一跖趾关节处向外侧偏斜，关节内侧出现明显的骨赘。一些患者骨赘处软组织因长期受鞋子摩擦挤压而出现红肿、积液，称为拇囊炎。

常与脚趾外翻的步态模式有关，它可能会增加足弓和膝内侧的压力，甚至可能影响到你的髋部和腰背部。

大拇趾僵直症（大拇趾僵直、大拇趾关节炎或草皮趾）

与拇囊炎类似，大拇趾僵直症又称为大拇趾僵直、大拇趾关节炎或草皮趾，影响的是大拇趾。不同之处在于，大拇趾向内的角度并没有增加，而是因为关节囊的僵硬而开始失去弯曲的能力，这会影响行走和奔跑时的推地能力。随着时间的推移，代偿作用可能会导致大拇趾僵硬症并发展成拇外翻（拇囊炎）。由于无法用大拇趾蹬地，脚掌开始轻微向内旋转，导致推动力来自脚内侧。大拇趾僵直症可能是由于大拇趾急性劳损后的代偿或不平衡导致关节负荷过重引起的（Camasta, 1996；Jafary, 2020）。

案例研究：诺拉（Nora）

诺拉因大拇趾疼痛前来接受物理治疗。她说疼痛在跑步时明显更加严重，但日常生活行走也会加剧疼痛。她已经尝试穿胶底运动鞋代替普通鞋子，但仍然很难缓解脚趾疼痛。

观察：诺拉穿的运动鞋很窄，脚落地时她的脚并没有张开，而且她经常穿限制脚趾活动的靴子。诺拉还表现出脚趾外翻的步态模式，这会对她的第一跖趾间关节（连接大拇趾与跖骨的关节）造成过度负荷，并且她无法完成分离大拇趾的任何运动。诺拉的大拇趾侧面轻微肿胀，并且略微向内倾斜。她的大拇趾在弯曲和伸展活动方面也极度受限。

诊断：大拇趾僵直症和外翻；尚未形成拇囊炎，但很有可能形成。

治疗：诺拉的治疗包括由物理治疗师对她进行大拇趾和整个足部的关节活动，特别是牵拉和屈伸。物理治疗师指导诺拉在长时间站立时（如步行通勤），必须穿宽松的鞋袜，并对她的大拇趾和足弓进行强化训练（抬起、展开、伸直，大拇趾伸展）。运动肌贴用于辅助大拇趾向内，并提供大拇趾和内侧足弓推地的反馈。物理治疗师还建议诺拉间歇性地使用分趾器，以帮助她在行走时促进脚趾伸展。这些干预措施有助于缓解她的症状，同时她应继续坚持脚趾伸展练习，仔细选择鞋子类型，以避免形成拇囊炎。

治疗与预防

谈到足和足趾受伤，有两个主题：这些损伤要么是由于长时间被挤在窄小的鞋子里而导致足部变得僵硬，要么是由于长时间穿鞋使足逐渐变得无力。这两个主题并不是互相排斥的，通常情况下，足会同时表现出僵硬和无力，从而导致受伤的风险增加。

第一道防线是注意鞋具的选择，不管是在跑步时还是在不跑步时。以下是一些建议。

- 如果你的大拇趾出现疼痛或炎症，选择一个高弧形鞋底可以减轻该脚趾的负担，有助于缓解症状。但请记住，这只是权宜之计，因此一定要继续阅读本章后面有关恢复性练习的内容！

- 根据疼痛或肿胀的症状，可以很好地判断何时应该换掉这种鞋；一旦你能够无痛行走或发现炎症明显减轻，就可以开始逐渐换成不需要支撑的鞋子。我们建议循序渐进地过渡，先穿较平或支撑力较弱的鞋子进行短时间行走，然后慢慢增加每天穿非弧形鞋的时间。应确保脚趾有活动空间。对于跑步鞋，通常建议选择比日常鞋码大半个甚至一个尺码。

- 不跑步时，请遵循赤脚更好的原则。在家里尽量多赤脚走动，而不是穿鞋子（拖鞋），除非你在处于急性损伤或疼痛期。

- 减少穿尖头鞋（无法抬起脚趾或将脚趾分开的鞋子）、高跟鞋、靴子或平底人字拖。虽然要求跑者永远不穿这些鞋子是不切实际的，但应尽量少穿。如果你必须在正式场合或工作中穿尖头鞋，那么可以在通勤时穿舒适的鞋子，然后在到达目的地后换上尖头鞋。如果这也不可行，应尽量确保在穿时尚鞋或人字拖的第二天，进行本章所述的足部练习。

第二道防线是足趾锻炼，旨在促进足趾和足弓的灵活性并增强力量。

分脚趾

这项练习简单易懂，但做起来往往很有难度。首先，抬起脚趾，同时保持足的其他部分平放在地面上。尽量将你的脚趾分开（图5.3a），然后将它们推回地面，特别强调大拇趾远端部分紧贴地面，不要弯曲（图5.3b）。重点是足趾间分离、深层肌肉激活和足弓的活动。

也许你会问："我为什么要这样做？"我们的目的是在积极锻炼和强化足弓的同时，能够让我们的足趾分开活动。如果你的足或足弓非常僵硬，那么这是一个很好的入门练习。建议每次从双脚开始，然后逐渐过渡到每次单脚。

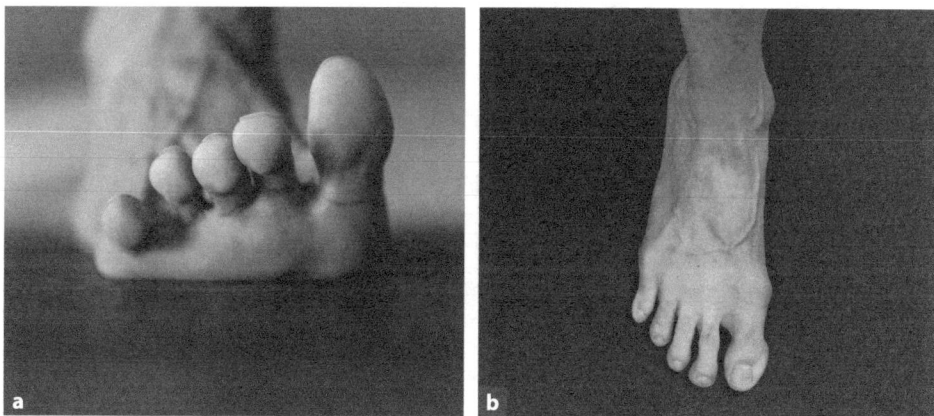

图5.3 分脚趾：a. 抬起脚趾并将它们分开；b. 将脚趾按压到地面

脚趾瑜伽

这项练习看似容易，做起来难。开始时，将脚平放在地面上，抬起大拇趾，同时小脚趾向下压（图5.4a）。然后抬起小脚趾，同时大拇趾向下压（图5.4b），交替进行。如果感到困难，可以先双脚进行，然后逐渐过渡到一只脚。

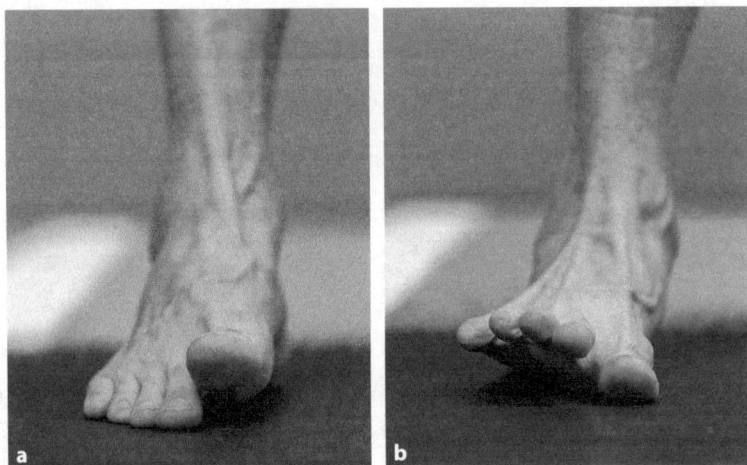

图5.4　脚趾瑜伽：a. 抬起大拇趾并按住小脚趾向下压；b. 抬起小脚趾并按住大拇趾向下压

外力主动辅助脚趾活动度练习

如果分脚趾和脚趾瑜伽太具挑战性，则可以从这个简单的练习开始。坐在椅子上或地上（只要舒服就行），然后用手逐个扳动脚趾（图5.5a和图5.5b）。你可以增加一些分散脚趾的动作，也就是用一只手支撑住大拇趾根部，同时将脚趾拉离脚掌并来回弯曲。出现一些咔嗒声和啪啪声完全没关系，事实上，它们是一个好现象！仍然要继续尝试上述两个练习，直至最终实现不需借助双手的活动！

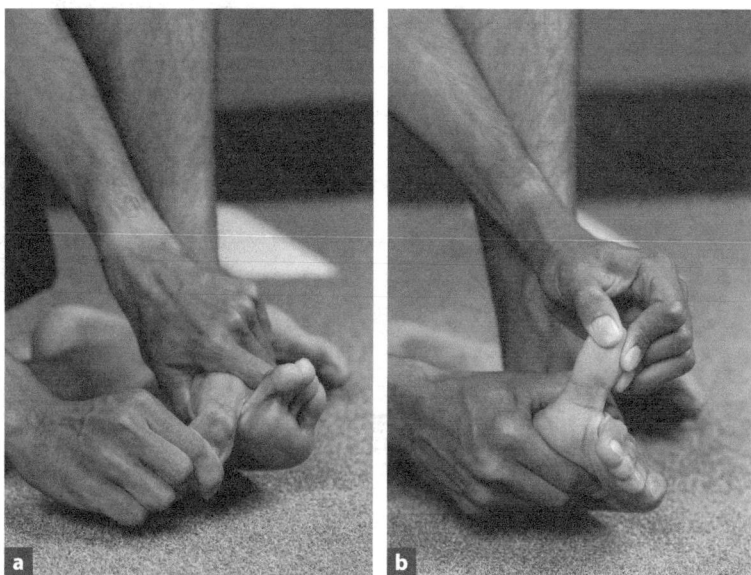

图5.5 外力主动辅助脚趾活动度练习：a. 开始位置以扳动大拇趾；b. 扳动大拇趾后的结束位置

足弓拉伸

一只脚站在前面，平放在地上。将前方的膝关节向前和向内移动到脚趾上方（想象一条约45度角的斜线），以助于拉平和拉伸足弓（图5.6）。

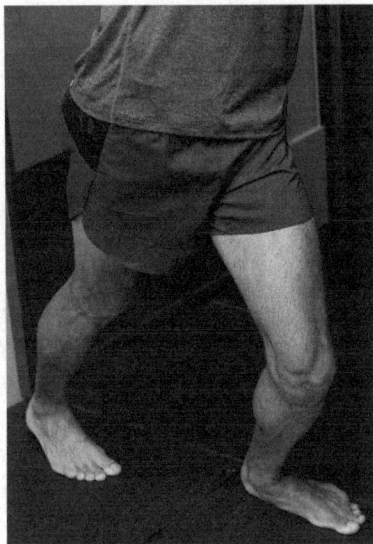

图5.6 足弓拉伸

足内旋导向练习

足内旋导向练习与足弓拉伸类似，但其目的是将足弓向下压，促进末端内旋，这对于足部僵硬的人特别有用。开始姿势与足弓拉伸相同（图5.6），该姿势的目的是动态拉伸，即努力将足弓向下压，以增加足部内旋的能力。不要保持拉伸动作，而是要将膝关节向前（脚跟到脚趾），然后稍稍向后放松，每次都力求通过足弓获得更多的内旋。可以利用身体重量来加强拉伸的效果。如果想要得到更好的效果，可以在拉伸结束时在大拇趾处做一个滚动动作。

足弓激活：外旋导向练习和足弓拱起练习

这两个练习可以用来激活足弓，这对活动能力较差或扁平足的人很有用。第一个练习是外旋导向练习。它与内旋导向练习相反，是通过股骨、胫骨和足的外旋，使足弓进入内旋状态（图5.7）。从单脚站立开始，另一只脚踩成"T"字形，将腿绕过（脚趾先动）前方。双手放在髋部，向站立腿方向转动骨盆，并关注股骨、胫骨和足弓的活动。确保大拇趾紧贴地面。

足弓拱起练习是指在抬起足弓的同时将脚的其他部位压入地面。单腿站立，让大拇趾、小脚趾和脚跟紧贴地面，用力向下按压，然后将足弓抬离地面。

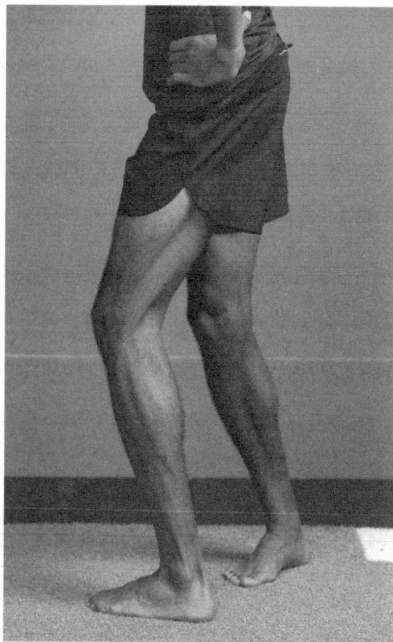

图5.7 足弓激活：外旋导向练习

三方向平衡练习

三方向平衡练习是一项综合平衡训练，通过多向运动挑战身体的平衡、本体感觉和稳定性，它还可以锻炼你对环境中不同外部因素的反应能力，例如在不平整的地面上跑步或绕过路边石。这项练习能增强踝关节韧带的力量和韧性，有助于提高对踝关节扭伤的抵抗力（更多内容请参考第6章）。

一只脚站在一个不稳定的表面上，泡沫垫、沙发垫子、地毯、瑜伽垫都可以，另一只脚首先向前伸出，然后向后，用脚尖在每个方向轻触地面（图5.8a和图5.8b）。从一个小范围开始伸腿，随着水平提升，可以尝试将腿伸得更远。接下来，尝试将脚跨越身体中线左右轻触地面（图5.8c和图5.8d）。同样地，从一个小幅度开始，逐渐扩大运动范围。最后，你需要向内转身，使你的双脚成为"T"形（内旋），然后向外转身，使双脚成为L形（图5.8e和图5.8f）。当你想要进阶到更不稳定的表面时，可以使用平衡训练半球。

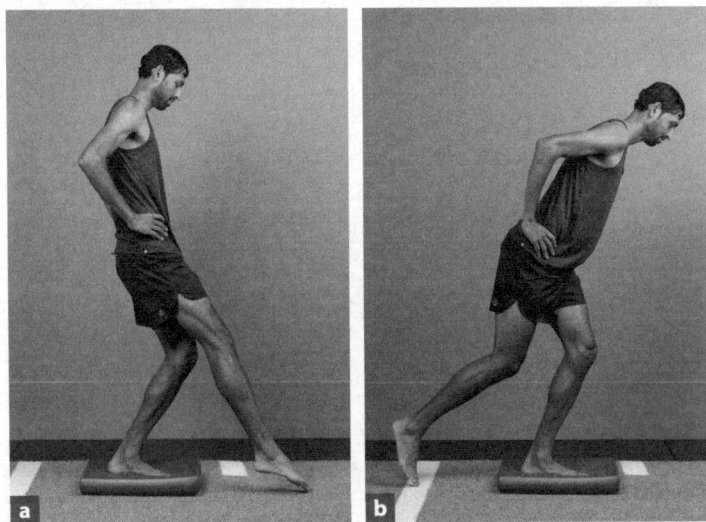

图5.8 三方向平衡练习[1]：a. 向前伸；b. 向后伸

---

[1] 三方向平衡练习引自格雷学院（Gray Institute®）。

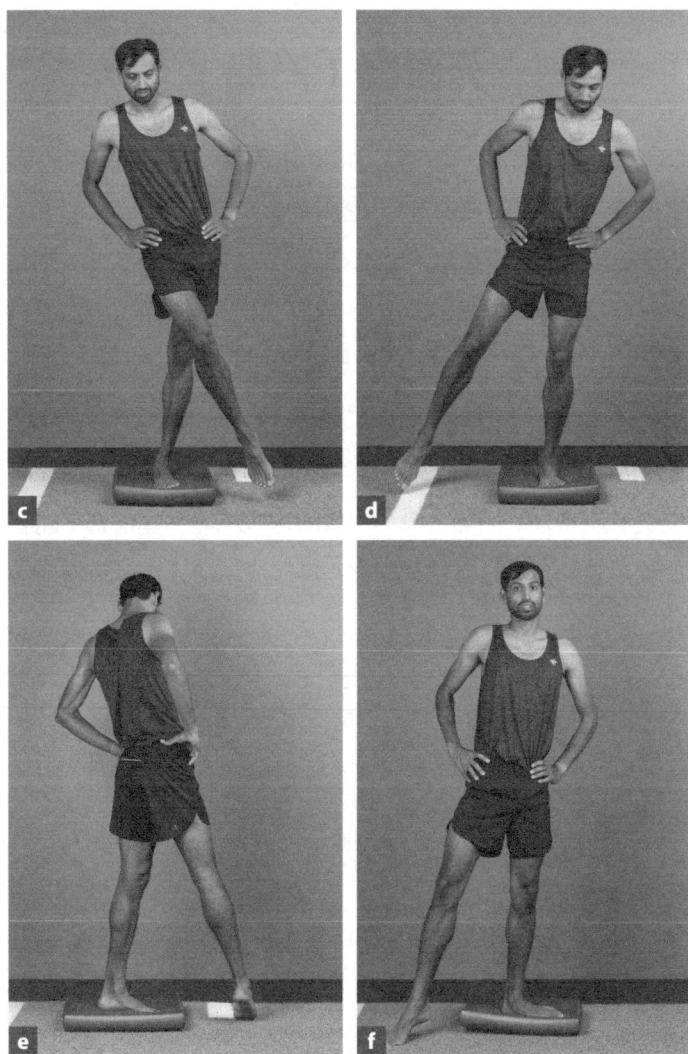

图5.8（续） 三方向平衡练习：c. 往一侧伸；d. 往另一侧伸；e和f. 转身

分趾器（产品）

最后一项不是练习，而是一种产品。如果你曾经做过足部护理，你就会知道分趾器是什么：它是一种小的泡沫或软塑料装置，可以夹在脚趾之间，让脚趾分开。我们建议你购买边缘平整的硅胶分趾器，这样走起路来更方便。在家里光着脚的时候，也尽量穿戴它。

小结

足和足趾损伤各种各样，但了解一些常见的知识对于跑者在治疗和预防足和足趾问题时可能会有所帮助。当然，我们提供的这些练习和建议都不能替代专业人士的评估，因此如果你的足或足趾出现疼痛、肿胀或不适，请寻求物理治疗师、足外科医生的治疗。

第6章

踝关节

以下内容曾真实地发生在最优秀的跑者身上：跑步时在人行道上踩空了，或者一脚踩进地上的坑洼中，或被隐藏的树根绊倒，脚踝向内卷或扭转，然后突然出现剧痛。当跑者一瘸一拐地走向住处或汽车时，如果有人问起，他会说"我崴脚了"。这种情况可能是扭伤、拉伤甚至骨折，但大多数跑者最想知道的是应不应该停止跑步。

这要看情况。

要理解踝关节损伤，首先需要了解踝关节的设计原理。踝关节的骨骼解剖结构被设计成可以在3个平面上运动（前后、左右和旋转，详见第1章）。踝关节存在6种运动：背屈和跖屈（就像踩油门一样上、下移动踝关节），内翻和外翻（使踝关节向内、向外翻转），以及内旋和外旋（踝关节落地并推开地面的旋转方式）。这些运动由距下关节、跟骨和脚掌的运动结合而成，并构成了跑步步态的触地和蹬地阶段（图6.1a和图6.1b）。总而言之，踝关节是身体中复杂的部分，这个关节是为灵

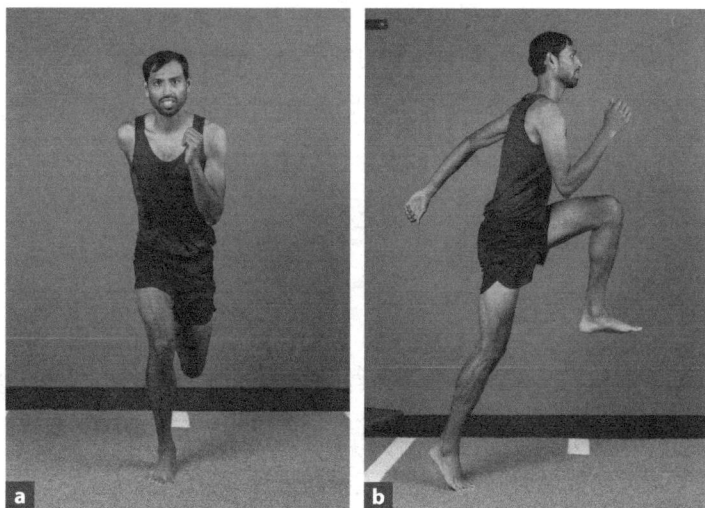

图6.1 跑步步态的触地和蹬地阶段踝关节的运动：a. 内旋、背屈、外翻（触地阶段）；b. 外旋、跖屈、内翻（蹬地阶段）

活性而设计的，与其他为了稳定性而设计的关节部位不同——例如腰和膝关节。就像足一样，踝关节在着地时发挥着重要的减震作用，同时在推进时作为刚性杠杆，实现高效的能量传递。

除了骨骼是为活动而设计的，踝关节还有韧带，这些韧带对我们在空间中感知自身位置——即本体感觉非常重要。事实上，研究表明，与身体其他关节相比，踝关节本体感觉能力是衡量运动表现更为重要的指标（Han et al., 2015）。想象一下，你的本体感觉就像是生活在脚踝中的一个"微大脑"。当脚触地时，脚踝的韧带会向（真正的）大脑发送信号，告诉它即将着陆在什么类型的地面上，以及身体与周围环境的位置关系。所有这些信号可以帮助整个身体保持平衡和稳定。当脚踝韧带发生损伤时，我们会失去这种本体感觉。如果损伤足够严重，持续降低的本体感觉对跑步是有害的。跑步不仅会继续给受损的肌腱和韧带施加压力，并且由于缺乏足够的本体感觉，再次受伤的风险更大（Han et al., 2015）。对于脚踝来说，这是一条很危险的"下坡路"——在脚踝轻微扭伤的情况下继续跑步可能会使轻微损伤变成终结赛季的损伤。因此不要走这条"下坡路"！

损伤诊断

踝关节扭伤时，通常会有两种结构可能受损：韧带和肌腱。严重的踝关节扭伤甚至可能导致踝骨的撕脱性骨折，此时扭伤脚踝的力量是巨大的，以至于不是将韧带或肌腱撕裂，而是将一小块骨撕扯下来。在接下来的部分中，我们将概述踝关节韧带和肌腱受伤之间的相似之处和不同之处。

韧带损伤（踝关节扭伤）

在你扭伤脚踝后，任何肿胀、淤血或压痛都表明很可能会出现脚踝扭伤。扭伤意味着稳定脚踝并控制其运动的韧带已经被过度拉伸，有时甚至轻微撕裂。根据伤势严重程度，康复所需的时间可以是几天到几个月不等。

愈合的第一阶段涉及瘢痕组织或未成熟胶原纤维的生长。这些纤维无法接受与正常韧带相同的本体感觉输入，因此本体感觉的完全恢复会有些困难。这也解释了

什么会增加踝关节受伤的风险

除了遗传和扭伤史，其他可能增加你脚踝受伤风险的因素包括核心、髋部、脚踝和足弓的力量不足。核心和髋部的力量不足可能会增加脚落地时的动态不稳定和不受控制的内旋，从而增加足内侧的压力。脚踝和足弓的力量不足也可能导致这种不受控制的内旋，增加踝关节的压力。另外，外旋较大的步态模式可能会增加你在跑步时扭伤脚踝的风险。因为脚着地点在脚外侧，这会降低吸收负荷和冲击的能力。有研究发现，内旋受限会显著增加扭伤脚踝的概率（Colapietro et al., 2020）。你的脚需要符合"金发姑娘原则"：脚不能太僵硬或太灵活，而应处于合适的中间状态。

为什么如果没有得到适当的康复，踝关节扭伤便会成为一个反复出现的问题。一旦踝关节失去了它的"微大脑"，或者说对空间位置的感知，再次崴脚只是时间问题。

因此，踝关节扭伤未充分康复可能会导致未来再次发生扭伤。然而，某些遗传因素也可能会导致踝关节扭伤。韧带过度僵硬或松弛还取决于肌腱的长度和宽度及它们的胶原纤维的强韧程度，这些都来自遗传——它可能会使踝关节易扭伤。另外，你天生的本体感觉技能或协调能力也可能起到一定作用。

肌腱损伤

韧带的完整性一旦丧失就很难恢复。因此，慢性踝关节扭伤可能会导致韧带松弛，这会导致在行走和奔跑时足部过度运动。过度的足部运动会使足踝两侧的韧带和肌腱产生过大的扭矩，增加了周围肌肉和肌腱的额外压力，最终可能导致再次损伤或过度使用损伤，如腓骨或胫骨后肌肌腱炎。

与急性踝关节扭伤不同，过度使用损伤的发作是循序渐进的。一开始你可能会在跑步结束时感到踝关节稍微不适，随着时间的推移，这种不适会逐渐加重。由于通常涉及肌肉群，症状可能会延伸到腿部或足部。

另外，急性肌腱扭伤可能表现出与踝关节扭伤类似的症状，会让你当即大喊"哎哟"。急性肌腱扭伤与急性韧带扭伤之间的区别很小，康复过程的差异也不大，专业人士可以帮助你区分两者。肌腱扭伤与韧带扭伤很相似，是一种急性损伤（即突发性），而肌腱炎是一种慢性（即过度使用）损伤。

肌腱炎与腱病的区别

肌腱很容易发生急性损伤（拉伤）或过度使用损伤（肌腱炎）。在后一种情况下，脚踝的肌腱也可能从肌腱炎发展为腱病。这两种损伤的区别通常在于持续的时间。在临床上（例如接受物理治疗师的评估）医生可能会询问你出现症状的持续时间。如果症状持续时间短于6周，可能会诊断为肌腱炎，例如，肌腱受到过重或突如其来的力量而导致的微小撕裂引起的肌腱炎症。但随着时间的推移，这些微小撕裂可能会导致更严重的组织退化，以及肌腱与跟骨止点或肌腱本身解剖结构的变化（Bass, 2012）。因此，如果症状持续时间超过6周，你可能会被诊断为腱病。

腱病是由于肌腱胶原蛋白长期过度使用而导致的退化。与超负荷而引起的炎症不同，肌腱出现腱病后会变得更加厚实和僵硬。错位的、不成熟的胶原纤维开始积聚。与强韧、平行排列的有助于承受负荷的结构不同，这些纤维排列无序且结构不

案例研究：伊马尼（Imani）

伊马尼在越野跑出发之后出现踝部外侧疼痛。她不记得曾发生踝部急性扭伤的情况，但她在行走时感到脚外侧非常疼痛，并且无法正常行走而是一瘸一拐地走。

足弓过度内旋和外旋，足外侧都会承受额外的压力。请记住，身体会适应施加在它上面的负荷，因此人体能够通过超量补偿来变得更加强健。也正因此，过快地改变运动（和压力）模式也可能带来刺激和炎症。

观察： 伊马尼表现出非常僵硬的步态。她在行走时没有让足弓滚动内翻，而且非常谨慎。她在物理治疗师触诊踝部外侧时感到疼痛，同时她的内翻和外翻动作都存在限制。

诊断： 急性腓骨肌肌腱炎。

治疗： 物理治疗师松动伊马尼的腓骨肌肌腱，并对肌腹进行软组织手法治疗，同时进行跟骨的关节松动术。另外，物理治疗师还让伊马尼进行踝关节侧向离心练习（稍后描述），以及弹力带内翻和外翻练习。当疼痛缓解后，伊马尼进行足内旋导向练习，"重新学会"与其踝关节相适应的步态。

够稳固（Asplund and Best, 2013）。"微大脑"的本体感觉功能将变得不那么有效，脚踝对之后出现的错误步伐不够敏感，因此受伤的机会增加。

治疗与预防

治疗踝关节损伤的第一步是区分损伤类型。如果你不确定，或正在经历急性疼痛、肿胀或负重时的不适感，我们强烈建议进行医学检查，以排除可能需要完全固定的骨折、严重扭伤或撕裂。如果你根据本书所述的内容对自己的诊断感到有信心，请继续阅读。

扭伤或拉伤

如果你的确发生急性踝关节扭伤或拉伤，在取冰袋之前请停下来思考一下。冰敷确实有用，但应该谨慎使用。我们建议冰敷不超过10分钟，并且只在受伤的前6小时内使用。原因是，在减少炎症的过程中，冰敷实际上限制了血液流向受伤部位，从而延迟身体的自然愈合过程（Mirkin, 2020）。另外，在急性踝关节扭伤或拉伤后，抬高肢体和加压通常是最好的方法，可以更自由地使用。这两者都有助于减轻肿胀，而加压还具有促进血液流向受伤区域的优点。

在韧带和肌腱愈合时，要限制足部的运动和压力，这意味着需要暂停跑步。虽然过多的运动可能会加重症状或损伤，但完全不动也不是解决问题的方式。静止不动会导致局部血液流量减少，延缓愈合并加重疼痛。同时，周围的肌肉可能开始萎缩，多余的瘢痕组织也可能形成。因此，一个好的经验是任何引起疼痛的运动都应该被避免，但温和的或有辅助的主动关节活动度练习通常可以在没有疼痛的情况下进行，并促进受损组织的愈合。有辅助的主动练习是指你可以使用手或弹力带在肌肉主动发力的同时协助关节进行更大范围的活动，同时不引起疼痛（部分辅助，部分由身体自己主动完成工作），以增强力量和提高活动度，但不会加重受伤区域的病情。

我们建议从简单的脚踝环绕和脚踝内翻、外翻、背屈和跖屈动作开始，确保在无疼痛的活动范围内进行。之后逐渐过渡到本章后面详细描述的三维弹力带力量练习及第5章中描述的三方向平衡练习中的脚尖点地平衡练习。这是脚踝康复和增强对未来损伤风险的抵抗力的绝佳起点。

踝关节护具

考虑到大多数人在日常生活中都要走路，护具可以帮助踝关节扭伤的人，通过外部的人工支撑减少受伤部位的工作量。然而，这只是一个短期解决方案，不应当作长久的办法。通常情况下，穿戴护具的时间不应超过8周。随着踝部的肌腱和韧带愈合，你可以逐渐减少对护具的依赖。先进行没有支撑的短途步行，然后再逐渐延长步行的距离。接着，如果没有出现疼痛加重的情况，可以开始进行没有支撑的短距离跑动，然后逐渐增加距离。

鲍恩芬德运动踝部支撑护具是一款出色的护具，因为它既具有柔软的、能够加压的部分，可以帮助踝部减轻肿胀，又有更稳定的板带提供支撑，且不像全靴或硬性护具那样限制运动。

鞋类

如果你正在治疗慢性或过度使用踝关节损伤，仅仅休息是不够的，还需要对运动进行一些调整。如果你患有踝内侧肌腱炎（有时称为胫骨后肌肌腱炎），穿戴一双带有一定内侧支撑（即控制内旋）功能的鞋子或鞋垫可以帮助你减轻受影响区域的压力，让发炎部位得以休息。为了防止复发，可以采用由物理治疗师提供的适宜的足、踝和髋关节力量练习从根源上解决问题。另外，中性缓冲鞋或鞋垫对减轻脚踝外侧应力（腓骨肌肌腱炎）更有利，因其有助于缓冲额外的足内侧压力，从而减轻外侧踝关节的压力。无论何种肌腱炎，在平整的地面跑步，避免不平整的路面、小径或坡道都对治疗有利，因为后者会增加踝关节结构的负荷。

离心练习

离心力量练习在处理肌腱病变方面是得到验证的，无论是针对扭伤、肌腱炎，还是针对腱病。请记住，离心肌肉收缩是肌肉缓慢、可控地伸长——这会通过肌肉纤维产生最大的力量。离心练习被认为是肌腱康复的黄金练习，因为此类运动有助于重新排列胶原纤维，增加肌肉力量并促进组织的血液流动。踝关节康复离心运动的示例是缓慢、受控地进行踝关节内翻或外翻（图6.2a~d）。你可以使用弹力带提供额外的阻力以增加练习强度（图6.3a~d）。

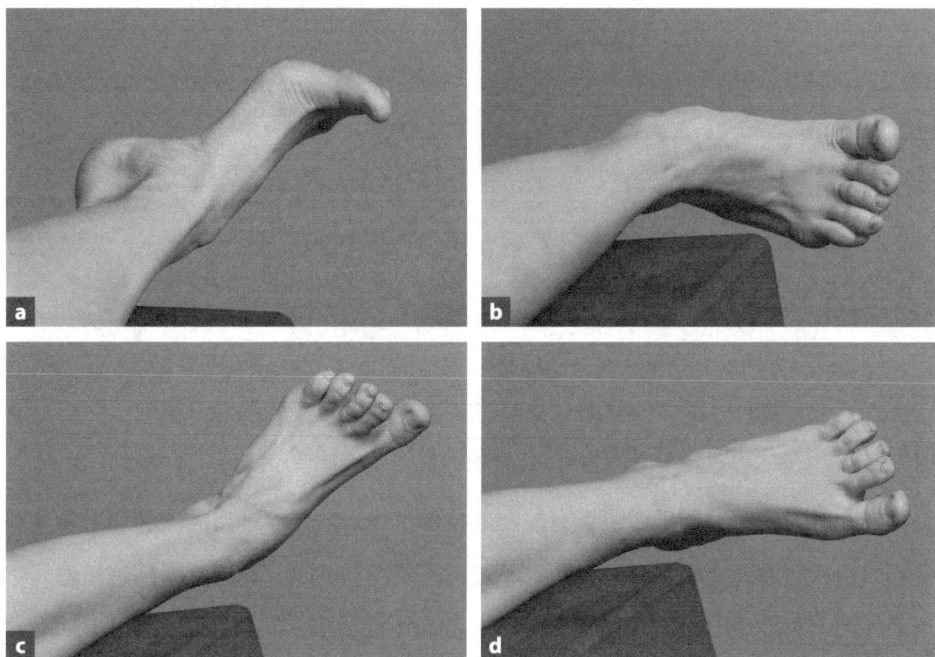

图6.2 踝关节离心练习：a和b. 内翻；c和d. 外翻

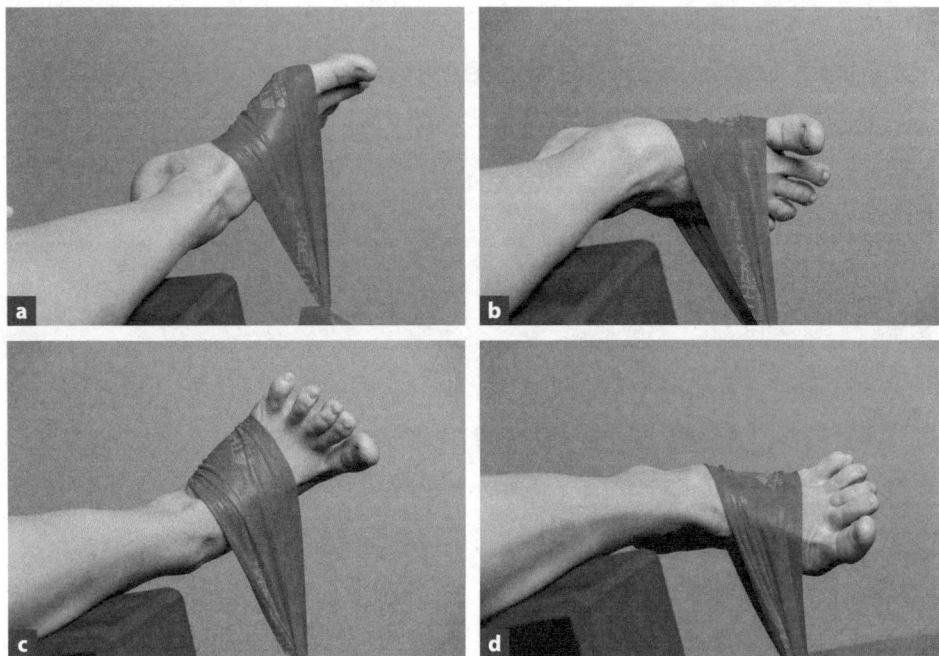

图6.3 使用弹力带进行踝关节离心练习：a和b. 内翻；c和d. 外翻

　　离心练习的魔力在于缓慢、有控制地拉伸组织，这是促进血液流动和重新调整受损肌肉或胶原纤维的强有力方法。不过，需要注意的是，在康复早期过早地开始离心练习，可能会给肌腱创伤的充分愈合带来不良影响。建议在初次受伤8周后开始这些练习，但在专业人士的指导下你可以更早地开始。

行动训练

　　在进行踝关节力量训练之前，请确保你的踝关节已经恢复了功能性活动度。否则你将受到限制，无法在肌肉或关节进行完整活动范围的情况下进行力量练习。

软组织松动

我们建议从软组织松动开始，放松踝关节周围的肌肉和软组织，然后再进行动态松动。开始练习时泡沫轴是一个很好的工具。对于小腿肌肉，曲棍球等硬质小球可以比泡沫轴更深入地按摩深层肌肉（如果你能忍受的话！）。首先，坐于地板上，双腿伸直，脚趾向上。用一条腿将另一条腿的小腿压在泡沫轴或曲棍球上，从跟腱上方逐渐向上按摩，还可以结合足跖屈、背屈或画圈动作进行主动释放。接下来，我们建议以类似的方式去放松脚踝的外侧和内侧，包括腓骨肌群和胫骨后肌。使用泡沫轴或曲棍球等硬质小球沿着胫骨内侧（胫骨后肌，图6.4）及外侧进行松动，结合使用相同的主动释放技巧。

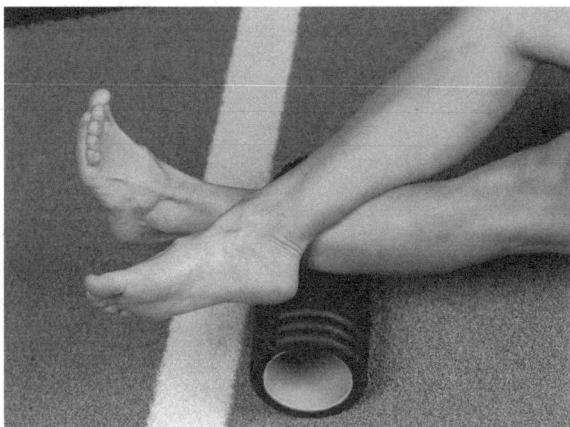

图6.4 小腿部泡沫轴放松

脚踝按摩

你还可以自己按摩踝关节两侧（内踝和外踝）周围的区域。有时，环绕骨之间的肌腱和跟腱会紧绷，可以试着用拇指按压这些区域，还可以直接沿着跟腱的两侧进行按摩，同时进行踝关节跖屈、背屈。这些技巧可以改善组织的柔韧性，并提高背屈、内翻和外翻的活动度。

三维小腿拉伸

另一个活动度练习是三维小腿拉伸（图6.5）。手扶在墙上，交错双脚，不拉伸的小腿在前。微前倾身体，抬起前腿的膝关节，使用这条腿来带动支撑小腿的活动。在三个维度上对小腿进行拉伸——前后向（图6.5a），左右向（图6.5b和图6.5c），以及内旋和外旋（图6.5d和图6.5e）——以髋为导向利用前腿摆动。最终使小腿得到有效的伸展而避免产生疼痛或不适。

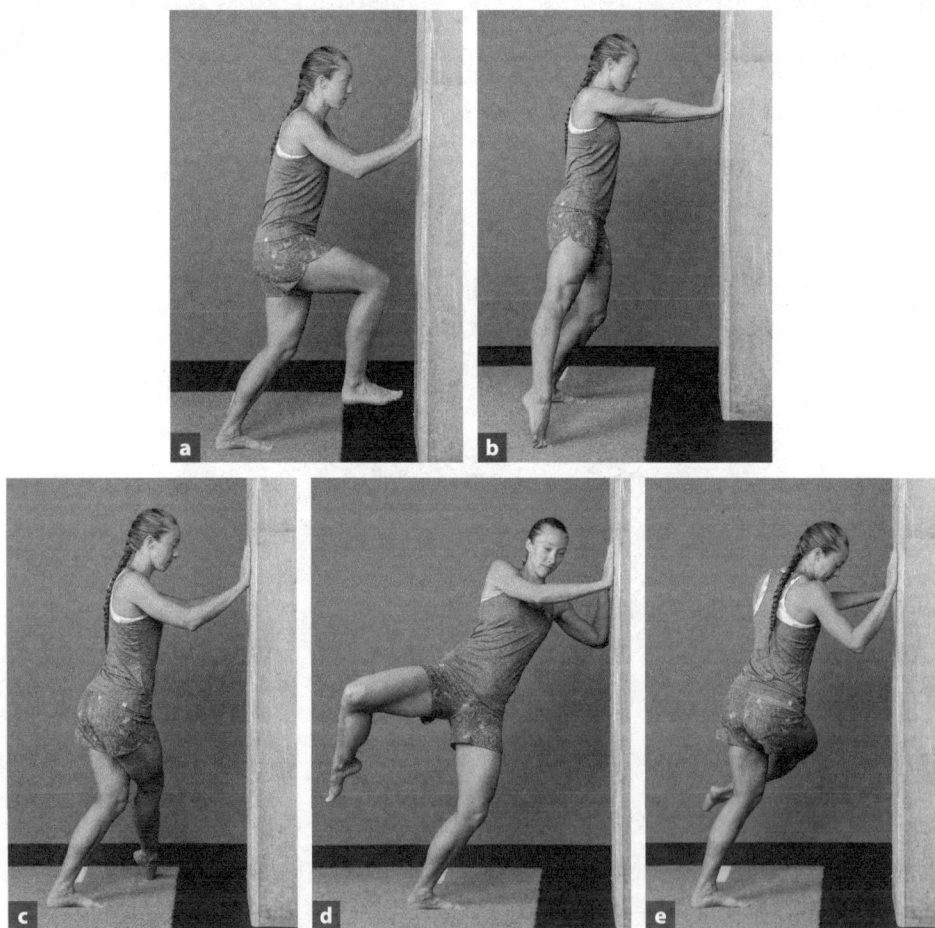

图6.5 三维小腿拉伸[①]：a. 屈伸；b和c. 侧向；d和e. 内外旋

①三维小腿拉伸引自格雷学院。

稳定性练习

前面我们讨论了踝关节本体感觉的作用，稳定性和平衡性再训练是踝关节康复的关键组成部分。以下是一些加强踝关节三维动态力量的练习。请记住，如果你刚从急性踝关节损伤中恢复，应避免在产生疼痛或不适的情况下进行这些练习。

一般性的力量训练都是不错的选择，例如侧向脚尖点地、野兽行走、单腿后向点地、侧向上台阶提膝或髋下沉、增强式练习、双脚连续跳、侧向连续跳、速滑式及跑动训练。

三维弹力带力量练习

内翻：坐于地上，双腿伸直，保持双脚不要着地（例如，可以悬空在沙发或床的边缘）。将弹力带两端分别套在两只脚上，辅助侧小腿交叉放在训练侧小腿之上作为固定点，弹力带提供的阻力应该是向外的。训练侧的足部跖屈并向内翻转（图6.6a）。感到踝关节内侧的肌肉收缩后，慢速、有控制地将踝关节恢复到初始中立位。

外翻：坐于地上，双腿伸直，弹力带绕过辅助侧脚，使其产生向内阻力。训练侧脚背屈并向外侧旋（图6.6b）。重复若干次后，你可以感觉到胫骨外侧肌肉在收缩。控制踝关节回到中立位。每次进行2~3组，每组重复10次或根据个人耐受度进行。

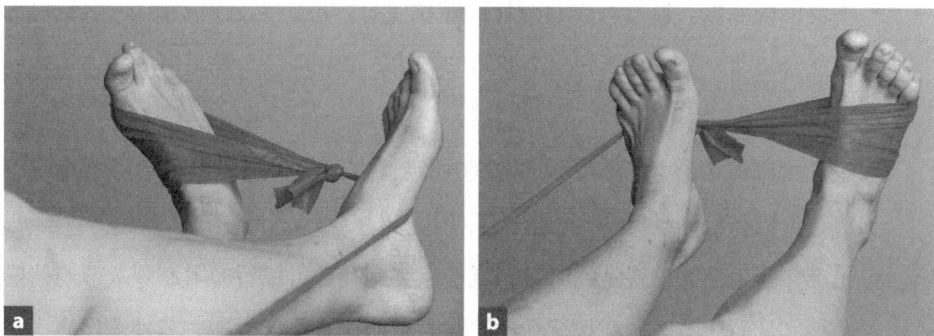

图6.6 三维弹力带力量练习：a. 内翻；b. 外翻

跖屈：像踩油门一样的动作（图6.6c），回到中立位时要有控制。

　　背屈：将弹力带固定在远端（图6.6d），让足背屈将弹力带拉向身体的方向，有控制地返回中立位。

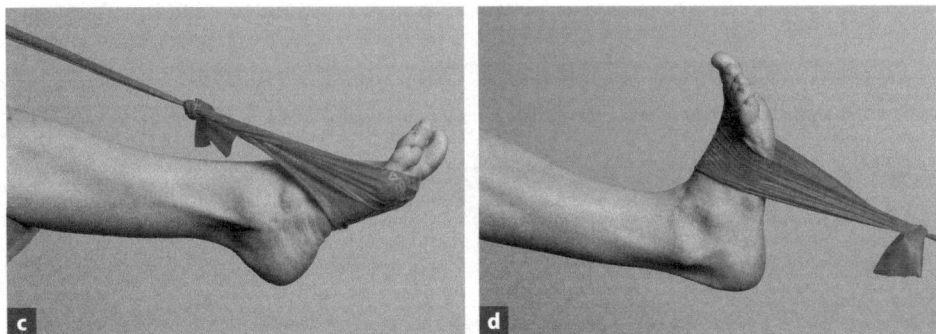

图6.6（续） 三维弹力带力量练习：c.跖屈；d.背屈

　　如果你在进行三维弹力带力量练习时没有疼痛，便可进行第5章的练习：三方向平衡练习、内旋导向和外旋导向练习。

注意事项

　　与本书讨论的其他损伤一样，如果你感到脚踝疼痛，我们强烈建议你寻求医疗专业人士进行评估和治疗。如果你选择在脚踝受伤的情况下继续跑步，基于我们以上所讨论的内容，还应牢记以下建议。

- 不要依赖冰敷。冰敷可以暂时让脚踝感觉好一些，但会延迟伤口愈合过程。在愈合初期，使用加压和抬高肢体的方法，减轻踝关节和足部的应力，直到可以开始主动康复。

- 护具可以减少愈合期韧带和肌腱在稳定性方面的负担，但也会影响跑步姿势、步幅和整体经济性，不应长期使用。

- 足部穿戴用品（也就是临时鞋垫或稳定类跑鞋）可以暂时限制踝关节内侧的负担，从而让该区域在保持活动的同时也能愈合。如果踝关节外侧疼痛，中性缓冲鞋可以辅助内旋动作，有助于减少足部着地时对脚踝外侧的压力。选择合适的运动鞋也有助于避免脚踝损伤。这就是在跑鞋专卖店寻求专业制鞋者帮助的好处，适宜的跑鞋是最好的投资之一。

- 花时间进行力量和平衡训练、泡沫轴放松、自我按摩和拉伸，有助于减轻负荷并促进血液流向受伤区域。
- 平坦、平稳的跑步场地有助于减少踝关节的扭矩。当然，如果你本身无损伤，泥地或越野跑有助于强健踝关节，预防损伤及对抗可能的损伤。

小结

踝关节相当复杂，会受到许多种损伤的影响。要小心避免在踝关节受伤时继续跑步，因为这很容易由于步态和步幅的改变而难以自我控制，从而引发第二次受伤。如果你不确定踝关节出现了什么问题，则应尽快咨询你的医生或物理治疗师。

第7章

膝关节

作为一名跑者，你可能不会因膝关节是跑者最常见的受伤部位而感到惊讶（Van Gent et al., 2007）。我们常常说膝伤，只是因为跑者感到这个部位疼痛，其实膝关节往往不是问题的根源。

许多健康专家建议跑者避免或减少跑步以保护膝关节。虽然有一些研究表明长跑会增加膝骨关节炎的风险，但我们还是坚信"这绝不是膝关节的错"。如果保持正确的训练策略、力量，遵循生物力学，则膝关节在跑步时几乎不会承受过大的负荷。

让我们先看一下膝关节的解剖结构（图7.1）。膝关节由上部的股骨、中间的髌骨（膝盖）及下部的胫骨组成。上部的股四头肌的作用是使膝关节变直，它通过肌腱连接到髌骨，而髌骨则通过髌韧带连接到胫骨。这个系统像滑轮一样能够有效地将能量从大腿传递到小腿。在膝关节的后方，腘绳肌的作用是弯曲膝关节。半月板是一块厚实的软骨垫，位于股骨和胫骨之间，它的主要作用是吸收膝关节的冲击和压力，促进膝关节在屈曲和内外旋时平稳运动。最后，膝关节被一层厚实的筋膜，即结缔组织所包围，起到稳定关节的作用。

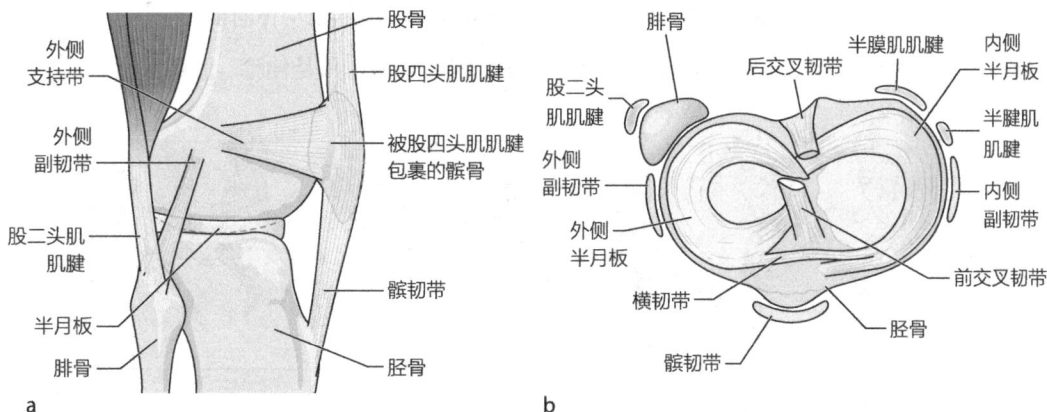

图7.1 膝关节：a. 侧视图；b. 俯视图

与髋关节或踝关节相比，膝关节是一个相对简单的关节，主要作用是屈曲和伸展。膝关节会进行微小的内外旋转，主要是为了锁住和解锁关节，上下相邻的关节——髋关节和踝关节才具有更大的旋转承受能力。因此髋关节或踝关节的受限往往会导致膝关节承受过多的扭矩、运动和应力，这通常是膝关节疼痛的主要原因。

步态周期

在深入探讨膝关节疼痛的原因和解决方法之前，我们必须了解膝关节在跑步时的功能。

当跑者着地时，下肢以一种受控的方式向内旋转，以适当地吸收冲击力。这时脚掌向下并外翻，然后胫骨和股骨都会发生内旋。当推离地面时，发生相反的情况，股骨和胫骨外旋，然后脚掌内翻，成为一个强力有效的前进推动的刚性杠杆。由于结构的原因，髋关节和踝关节更适合承受和传递旋转力，如果髋关节或踝关节失去了旋转能力，膝关节就会被"卡"在中间，其必须尝试完成额外的旋转，才能够继续跑步。要知道，膝关节不适合过多旋转，因此，这种额外的强制旋转往往会刺激膝关节并导致其受伤。

膝关节在跑步步态周期中保持一定程度的屈曲（图7.2），这有助于整个膝关节的负荷分布，也是前链（股四头肌）和后链（臀肌和腘绳肌）肌肉在步态周期中处于平衡状态的表现。股四头肌在跑步时主要以离心方式发挥作用，这样能够减缓运动速度并有助于在着地时吸收冲击，而臀肌则作为动力驱动器推动你向前。

股四头肌紧张会使膝关节难以保持屈曲，因为它的作用是伸膝。股四头肌和髋

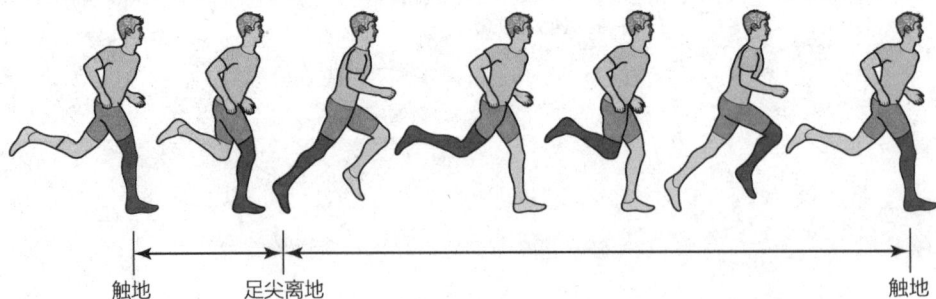

触地　　　足尖离地　　　　　　　　　　　　　　　　　　触地

图7.2 步态周期

屈肌紧张也会限制髋关节的伸展，使臀部肌肉难以发力。当臀部肌肉无法激活时，股四头肌往往会过度代偿。当股四头肌紧张或过度工作时，会拉动髌骨贴近关节，并限制其平滑地前后滑动的能力，这会增加膝关节的压力。这种紧张也可能导致跑者步幅过大，着地时脚在身体前方而不是身体下方，从而增加膝关节在着地时的负荷。

臀肌或腘绳肌薄弱会导致跑步时股四头肌过度使用，进一步增加传递至膝关节的力。另外，股四头肌无力也会导致传递至膝关节的负荷增加，这也是该区域的另一个刺激因素。这个比例取决于跑步的强度，在较轻松的跑步中不那么重要，而在高强度的间歇训练中比较关键。在动力链的远端，足过度内旋可能会由于胫骨过度旋转导致膝关节内侧负荷增加。另外，小腿或踝关节紧张可能会限制胫股关节的微小旋转，导致当股骨继续旋转而膝关节"卡住"的时候，膝关节承受更大的扭矩。如上所述，导致膝关节疼痛的相关因素很多，并非总是来自膝关节本身。

更复杂的是，膝关节周围的多个区域都容易受到刺激。例如髂胫束损伤会引起膝关节疼痛，这是非常常见的，第14章对比进行了讲述，对于膝关节后方的疼痛（腘绳肌止点），可以在第13章中找到答案。本章主要关注膝关节机械性损伤，包括跑步膝（髌股疼痛综合征）、髌腱和股四头肌的肌腱炎和腱病及半月板损伤。

髌股疼痛综合征

髌股疼痛综合征（PFPS）也被泛称为跑步膝，指的是髌骨及其周围结构（软骨、肌腱、韧带、支持带和脂肪垫）的炎症。PFPS的典型症状包括在跑步期间和跑步后，膝关节周围或髌骨下方的疼痛，尤其是上下楼梯时，以及在办公室或沙发上坐几小时后疼痛会加重。

诊断

PFPS通常与膝关节周围出现的"咯吱声"，或医生所说的捻发音有关，伴随着膝关节周围肿胀，疼痛通常局限在髌骨周围或膝关节内侧。

膝关节可能出现"咯吱声"的一个原因是膝关节周围结构的紧张（股四头肌、髂胫束、腘绳肌），使髌腱在运动中滑过关节时的压力增加。膝关节支持带——包绕膝关节的致密结缔组织也可能存在限制。如果问题是由髌骨软骨引起的，可专门诊断为髌骨软骨软化症，这意味着软骨已经开始软化或退化，此时膝关节屈曲滑动时会出现更多摩擦而不再顺滑。当久坐后站立或上下楼梯时膝关节屈曲，你会感到膝关节不舒服并发出"咯吱声"。

如果你因为跑步引起PFPS，则要确定可能导致损伤的所有力学问题。研究表明，男女之间的病因略有不同，主要是因为女性的骨盆通常更宽，导致着地时膝关节承受负荷的角度更大，即股四头肌角（Q角）（Noehren et al., 2021；Willy et al., 2012）。这会给膝关节内侧施加更大的压力。有的人在着地（膝外翻）时表现出更多的股骨内旋和内收（图7.3a），以及髋下沉（图7.3b），与姿势正确的跑者（图7.3c）相比，他们患PFPS的风险更高。

不管什么性别，核心和髋部肌肉的薄弱都可能导致PFPS。臀大肌作为强大的髋外旋肌和外展肌，可以对抗着地时的内旋和内收力量。核心肌群和臀部的其他肌肉（臀中肌、臀小肌和内收肌）帮助你在着地时保持髋部处于水平状态，它们的无力会导致髋部下沉及着地时外翻增加，这两者都可能导致PFPS。

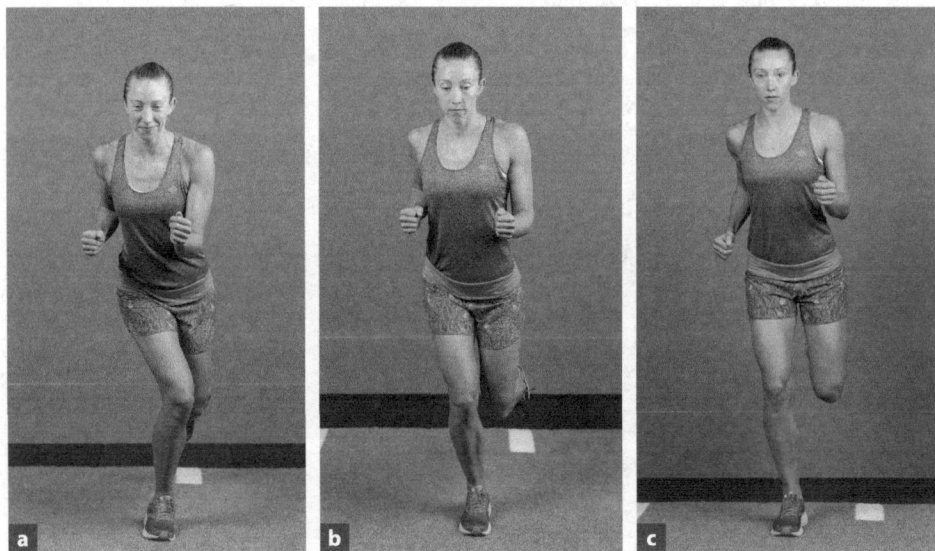

图7.3 不同跑步着地姿势对比：a.过度内旋和内收；b.髋下沉；c.正确着地姿势

最后，足部过度内旋也可能导致PFPS，但内旋不受控制更可能是臀部肌肉无力的结果，这可能导致膝关节疼痛。步幅过大会引起膝关节受力增加，也可能引起PFPS。

治疗

与大多数跑步伤病一样，首先要评估你的训练情况。你是否在没有足够组织适应的情况下迅速增加了跑步距离？若是，则必然会引发膝关节疼痛。

在减轻大强度训练对身体的负荷后，下一步是评估和治疗软组织紧张，它可能是疼痛的根本原因。如果膝关节周围的结构紧张是导致PFPS的主要原因，那么放松这些区域对于减轻髌骨的负荷至关重要。深层组织按摩和拔罐，或者筋膜按压和释放，都可以作为其他治疗方法的补充，有助于减轻膝关节的压力。

整天坐在办公桌前的人更容易出现结构紧张问题，从而导致PFPS。以下是一些有助于PFPS预防和康复的日常运动建议。

- 保持双膝前后移动，弯曲到底后再伸直，以改善血液循环。尝试同时将脚踝向内和向外转动，以增加胫骨的内外旋。
- 站起来四处走动，做一些全蹲和髋关节伸展，保持髋关节的活动性并减少股四头肌和髋屈肌的紧张。
- 如果你正进行PFPS的康复训练，坐着的时候把受伤的腿伸直，而不要弯曲。这个姿势能减少膝关节内的液体，减轻运动时的疼痛（但这个姿势可能会导致僵硬，因此一定要保持活动）。

在家里，用泡沫轴滚动股四头肌和腘绳肌是增加组织活动性的有效方式，可减少它们传递到髌股关节的应力和压力。我们建议在跑步前后都要使用泡沫轴滚动来改善组织的延展性。

股四头肌和髋屈肌的拉伸对于保持骨盆的良好活动也是至关重要的，髋关节和踝关节的适当灵活性同样至关重要。我们将在有关踝关节和髋关节的章中详细介绍，请参阅第6章，了解三维小腿拉伸及踝关节内旋和外旋的方法；在第8章中你可找到关于髋关节拉伸和三维髋关节拉伸更详细的指导，这些练习是我们强烈推荐的提高髋关节灵活性的方法。

　　三维跪姿髋屈肌拉伸是拉伸股四头肌和活动骨盆的最佳方法之一。当你在处理与PFPS有关的紧张区域时，加强臀部和膝关节周围的肌肉将有助于减轻膝关节的负荷。三维跪姿髋屈肌拉伸后的锻炼将实现这一目标。

三维跪姿髋屈肌拉伸

　　单腿跪在枕头或柔软的物体表面上，另一条腿屈膝在前，脚掌着地。注意微屈骨盆并收紧核心肌肉，腰部拱起会大大减弱拉伸效果（图7.4a）。然后骨盆前后移动，一只手叉腰，另一只手上举，推动骨盆侧向移动（上举的手与跪着的腿位于同一侧，举过头顶朝向另一侧）。你应该感到腰大肌和侧腹部被拉到了。换另一侧手臂朝另一个方向推动，即跪着的腿的对侧手臂上举（图7.4b）。这次你应该感到腿内侧被拉伸到。最后，向内和向外旋转骨盆。这种动态拉伸有助于在3个运动平面上活动股四头肌和骨盆，从而减轻膝关节的压力。换另一侧腿重复练习。

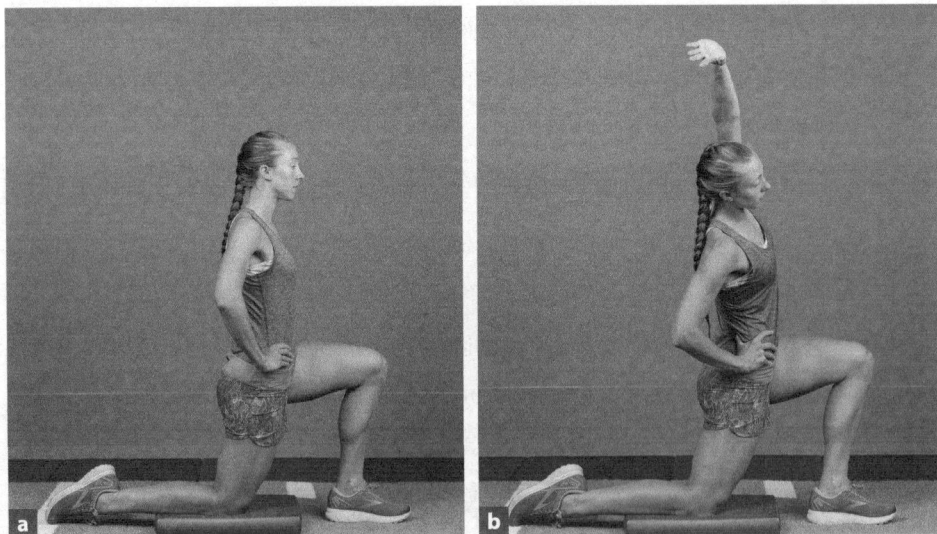

图7.4　三维跪姿髋屈肌拉伸[1]：a. 起始姿势；b. 手上举侧向拉伸

---

[1] 三维跪姿髋屈肌拉伸引自格雷学院。

离心屈膝

　　这个练习非常简单，当你一整天坐着时，很容易随时在你的办公桌前完成。先伸直膝关节，然后慢慢弯曲将脚落在地面（图7.5a 和图7.5b），注重离心收缩的控制。如果感到任何不适，则停留在那个角度，保持在无痛的范围内练习。我们建议增加踝部负重，因为这个练习很快就会变得非常容易。你也可以在健身房使用伸腿器械的最轻负重来重复练习，只练习单腿动作。

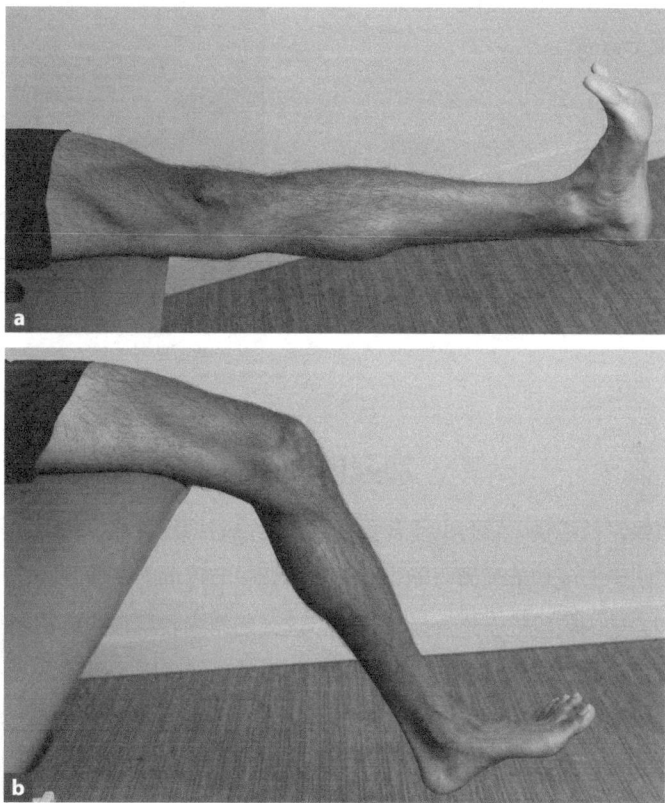

图7.5　离心屈膝：a. 膝伸直；b. 脚落地

单腿分腿深蹲（保加利亚式分腿蹲）

一只脚站立，另一只脚抬高放在身后的长凳或箱子上，大约与膝关节同高或略低。将重心放在前脚跟，坐回臀部。双手可以各持一只哑铃。前腿屈膝屈髋，确保不受任何压力（图7.6）。专注于用前侧大腿肌肉缓慢控制下蹲动作，然后利用脚跟向上推，借助臀肌和腘绳肌来发力。

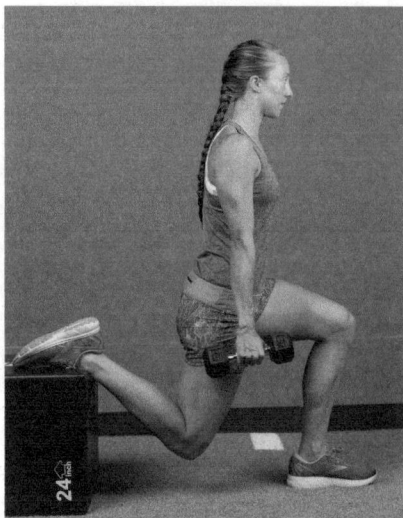

图7.6 单腿分腿深蹲

加强内收肌

内收肌经常被忽视，它有助于在我们跑步落地时稳定骨盆，并帮助两条腿平稳转换。内收肌无力或功能障碍可能是膝关节和髋关节疼痛的主要原因之一。股骨外旋增加可能会使内收肌处于过度拉长状态，这会妨碍内收肌在跑者着地时稳定下肢和骨盆，这也可能是导致膝关节内侧疼痛或髋关节功能障碍的原因。

在做各种弓步运动时，都要专注于保持膝关节向前，保持在脚趾上方而不向左右倾斜。增加内收肌参与度的一个简单方法就是注意腿的运动方向——是否保持了向前与脚成为一直线？为了增加内收肌的参与度，可以在一个稳定的物体上绕一根弹力带，然后绕在大腿上（有一个向外的力量），然后进行弓步和深蹲，这个阻力会迫使内收肌更加用力以保持腿部稳定。

侧向脚尖点地

用一根迷你带环绕双膝上方（初期，进阶时放在双膝下方），臀部向后。确保膝关节不超过脚尖，感受不到任何压力（可以扶着椅子或柜台以保持平衡）。将重心移到一条腿的脚跟上，站立腿保持不动。另一条腿斜向侧后方伸展，轻触地面，就像轻轻敲打鸡蛋壳一样（图7.7）。每侧重复10次作为热身，如果作为力量训练的一部分，可以进行3组（每组10次）练习。

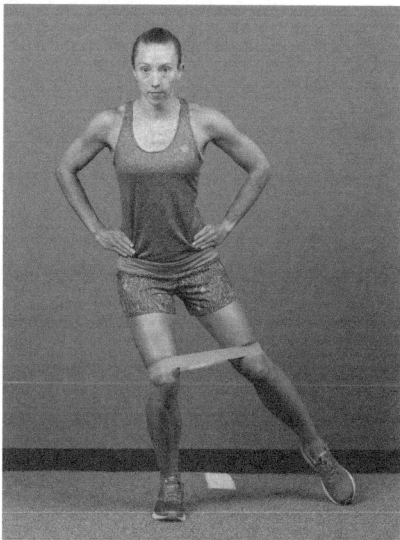

图7.7 侧向脚尖点地

野兽行走

在膝关节周围环绕迷你带，或者绕在脚踝上以增加难度，然后臀部向后，将重心集中在臀部（而不是膝关节和股四头肌）。尽量保持半蹲姿势，有控制地朝一侧迈步（图7.8），要利用支撑腿的臀侧肌发力。朝一个方向侧走10~15步，然后反方向走10~15步。

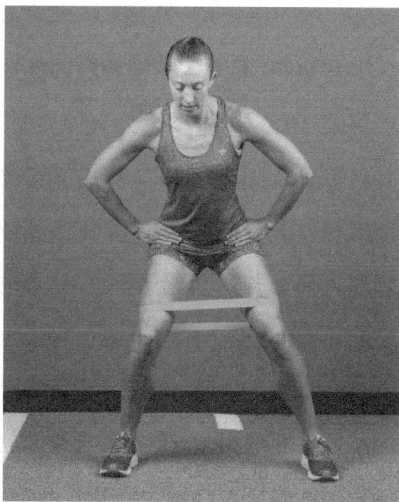

图7.8 野兽行走

> ## 案例研究：布里安娜（Brianna）
>
> 布里安娜告诉物理治疗师，最近她增加了跑步的频率，现在她的膝关节内侧非常疼痛。她说感觉疼痛就在髌骨的后面。
>
> **观察**：结合她目前的疼痛症状及股四头肌、臀肌和腹横肌的无力，布里安娜的跑步姿势呈现明显的动态外翻，同时髋关节过度内收和内旋，以及下肢代偿性外旋。布里安娜没有进行太多的力量训练。
>
> **诊断**：髌股疼痛综合征（髌骨软骨软化症）。
>
> **治疗**：首先使用手法治疗，包括膝关节周围的结缔组织和筋膜治疗，以改善血液流动和组织活动性。布里安娜使用运动肌贴的效果也很好，这是一种用于改善循环和促进膝关节韧带层之间相对运动的方法，同时增加了本体感觉稳定性。股四头肌、臀肌和腘绳肌的强化训练有助于布里安娜在落地时更好地稳定骨盆，她调整了自己的训练计划，逐渐增加跑步距离，并通过定期练习来改善跑步姿势。

最后，除了加强力量训练，利用实时生物反馈来改善姿势可以帮助治疗和预防PFPS（Willy, Scholz and Davis, 2012）。本书并未涉及，但与物理治疗师、教练或其他运动专业人员交流可以帮助你整合其他一些治疗方法。

髌腱和股四头肌肌腱的肌腱炎和腱病

与PFPS不同，髌腱和股四头肌肌腱的肌腱炎和腱病也被称为跳跃者膝，往往更局限于特定结构。区分这种类型的损伤与PFPS最简单的方法是疼痛区域较明确，并且髌骨–股四头肌肌腱部位存在触痛。你可能会注意到早上有僵硬感，活动后疼痛减轻，或者在跑步开始时感到最疼痛，随后疼痛会减轻，然后在跑步结束后再次出现疼痛。与PFPS不同，在休息的时候，髌腱和股四头肌肌腱的肌腱炎和腱病的疼痛不会加剧。

髌腱炎是髌腱的炎症，髌腱位于髌骨下方，连接髌骨与胫骨。髌腱帮助将强大的股四头肌的力量传递到小腿，以有效地伸直膝关节。在跑步中，髌腱还在吸收冲击方面起着重要作用：当膝关节弯曲以吸收腿部撞击地面的反作用力时，髌腱将负荷从股四头肌传递到小腿。

股四头肌肌腱位于髌骨上方，连接股四头肌和骨骼。与其他肌腱一样，其作用是有效地传递负荷，它是一种致密结缔组织结构。与股四头肌的肌腹不同，如果股四头肌肌腱因过度负荷而发炎，它需要很长时间才能完全愈合。因此，必须正确识别损伤，才能尽早采取适当的治疗方案和调整训练。

髌腱炎在跑者中比股四头肌肌腱炎更常见，但区分这两种炎症有助于关注局部炎症区域，从而提高康复效率。发生髌腱炎和股四头肌肌腱炎的风险因素包括股四头肌、小腿三头肌或臀肌无力或不被使用。要知道，无力是相对的。即使进行了足够的力量训练，你也需要学会在跑步时运用这些肌肉。这些肌肉群的无力会因为跑步经济性原因而导致对肌腱的依赖增加。此外，力量不均衡还可能导致肌腱局部的应力增加（Van Gent et al., 2007）。

髋屈肌和股四头肌的紧张和过度使用也可能导致这两种肌腱炎。与跟腱炎类似，如果包围髌骨或股四头肌肌腱的结缔组织即腱鞘受到限制，滑动不顺畅，就会导致炎症和疼痛，而这种受限的一个原因就是股四头肌的紧张和僵硬。

治疗

股四头肌和髌腱的肌腱炎可能会在6周后发展成腱病。在不同的损伤阶段我们会采取不同的处理方式。

如果你在刚开始的时候就认为是肌腱炎，我们建议你暂停跑步训练。你可以进行小强度的交叉训练，例如骑自行车或游泳，也可以进行无痛的等长收缩力量训练（即肌肉的静态收缩，比如靠墙静蹲练习）。此阶段的目的是防止损伤加重，所以需要更多的康复。如果损伤持续超过6周，并发展成腱病，康复训练就需要更多一些。在跑步时忍受一些轻微的不适是可以接受的，但这并不是表示可以进行高强度跑步。保持感到轻松的跑步距离，同时进行康复通常是可以的，具体取决于腱病的严重程度。如果你不确定你的损伤处于什么阶段，建议咨询医疗专业人士。

在髌骨和股四头肌肌腱损伤的康复和力量计划中，有几种锻炼形式能够有效促进肌腱愈合。肌腱需要接受足够的压力才能促进愈合，但压力不能过大，否则会超负荷并再次加重。离心力量训练被认为是治疗腱病的金标准。研究证明，慢速大负荷抗阻训练（例如一次重复最大重量，即1RM）（Rio et al., 2016）和等长收缩（Rio et al., 2015）都能够减轻疼痛，有促进胶原蛋白代谢，增加力量，改善髌腱病的功能。最新研究支持增加负荷和力量训练（Rio et al., 2015；2016）。我们建议从等长抗阻训练（抗阻静态收缩）开始，逐渐过渡到离心负荷训练（斜板深蹲，单腿深蹲）及慢速大负荷抗阻训练（例如1RM分腿蹲）。

渐进负荷计划

本书为你提供了一个膝关节肌腱疾病的渐进负荷锻炼计划（表7.1）。请咨询医生或物理治疗师以判断它对你是否合适，这一点我们再怎么强调也不为过。

进行康复计划时要遵循的一般原则是：如果你的疼痛程度低于3分（满分10分），并且没有因活动而增加，那么就可以继续进行。如果你不确定，请再次咨询医生。

表7.1　髌腱和股四头肌肌腱炎的渐进负荷训练计划

周	目的	锻炼
1~2	促进血液流动 疼痛缓解	离心屈膝 靠墙静蹲
3~4	逐渐增加负荷 控制负重	斜板离心深蹲 双腿深蹲，逐渐增加负重 单腿深蹲，逐渐增加负重
5~6	根据耐受能力逐渐增加负重	—
7~8	增强式训练控制 多方向移动控制 预判和无预判的运动变化	增强式训练，双腿和单腿 跳箱练习，双腿和单腿 多方向跳跃，双腿和单腿

第1~2周

这个康复阶段的目标是促进血液流向肌腱，减轻疼痛，还可以融入臀肌、髋部和核心的一般力量锻炼，这将有助于间接减轻膝关节的压力，而不会加重症状。离心屈膝练习已在本章前文进行了描述（图7.5）。

靠墙静蹲

从2~3次40秒的靠墙静蹲开始。背靠在墙上，收紧腹部肌肉，背部慢慢下滑，直到大腿与地面平行，确保膝关节在脚踝上方不超过脚尖。两次练习的休息间歇约一分钟。你可以利用徒手阻力来同时进行等长外展和内收收缩，进一步激活和加强膝关节周围的支撑肌肉。双手在大腿两侧分别施加外展和内收阻力，同时双腿分别对抗双手以保持静止姿势。将手放在大腿外侧施加外展阻力（10秒；图7.9a），然后将手放在内侧施加内收阻力（10秒；图7.9b）。

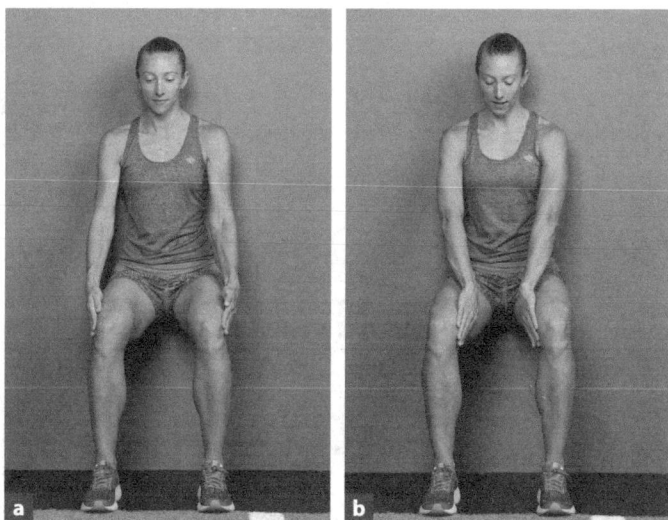

图7.9 靠墙静蹲：a. 外展；b. 内收

第3~4周

这个康复阶段侧重于逐渐增加负重姿势的负荷，从双腿开始逐渐过渡到单腿，并增加负重。注重正确的姿势和负荷分配，下降时使用股四头肌发力控制，上升时利用后链肌肉（臀肌和腘绳肌）推起。

斜板离心深蹲

这是一种站在斜板或者小台阶上进行的非常缓慢的深蹲（图7.10）。专注于减缓你的深蹲动作，让腿部肌肉的离心收缩变得平稳可控。斜板使你的踝关节处于背屈位置，从功能上来说减少了深蹲中腓肠肌的参与度，因此股四头肌和腘绳肌需要更加努力地工作。做3组，每组15次，每天2次。

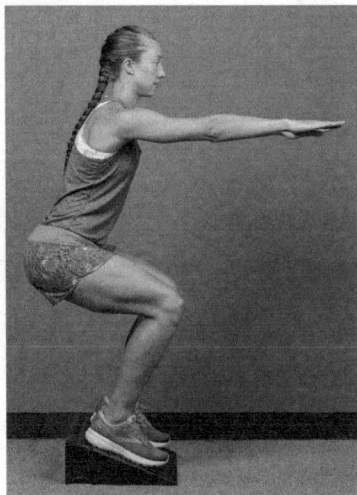

图**7.10** 斜板离心深蹲

双腿深蹲

双脚站立在平地上开始练习深蹲（图7.11）。建议你在镜子前练习动作，保证均匀地分配重量，不要将更多的重量转移到健侧。如果你能够无痛、无代偿完成3组10次的深蹲动作，则慢慢地持两只小哑铃来增加负重，看一下完成10次是否费力，如果不太费力就可以再增加1磅（约0.45千克）。继续练习，直到你能够持哑铃完成10次中等强度的深蹲动作。

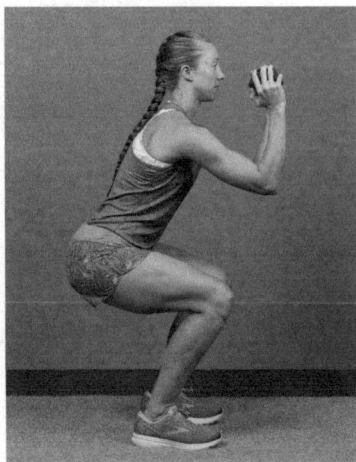

图**7.11** 双腿深蹲

单腿深蹲

当双腿深蹲不再疼痛，而且进展停滞不前时，就可以加入单腿深蹲练习（继续进行双腿深蹲，只是额外加入单腿深蹲练习）。练习过程中，全部体重应该集中在一条腿上，另一条腿悬空，脚尖轻轻触地，像一个支架（图7.12）。开始时，与双腿深蹲一样，先进行10次没有负重的练习，以便专注于姿势和控制，完成10次后换腿，逐渐增加负重，直到你可以轻松完成10次中等强度的练习，并且膝关节几乎无痛。根据个体耐受程度将重量逐渐增加到1RM的70%～85%。

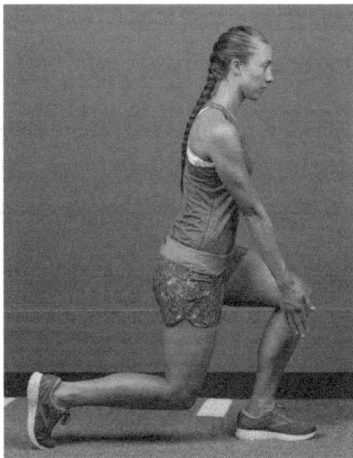

图7.12　单腿深蹲

第5～6周

继续之前的锻炼，并增加负重。

第7～8周

第6周通常是患者可以开始增强式训练的最早时间点，对于更为保守的专业人士和患者来说，第7周是更可靠的选择。对于跑者来说，在康复的最后阶段任务更具有特定性。通过增加对更高水平增强式训练的耐受性，我们扩大了肌腱能够应对更高负荷和爆发力动作的缓冲区。由于大多数跑者只练习相对较小强度的增强式运动，融入爆发力高级训练对于增强组织韧性非常有益。这使你能够完成更长距离的跑步和更高强度的训练，减少疲劳，减少错误姿势，并降低受伤的风险。

跳箱练习

面对一个跳箱或6英寸（约15.24厘米）高台阶站立，双臂上举，随着下蹲动作双臂向下摆动，然后跳起时再次借力将双臂向上挥动。双腿跳起，尽量轻柔地落地（图7.13）。慢慢下来，重复10次。若增加难度，可以增加跳箱的高度，还可以单腿跳跃和落地。

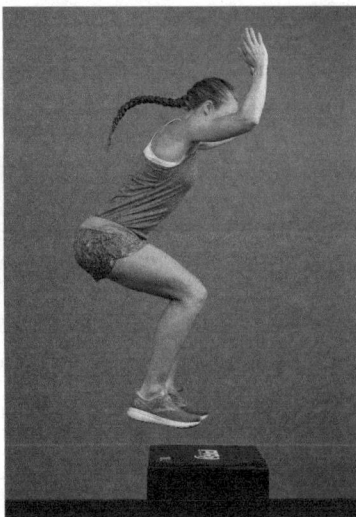

图7.13　跳箱练习

多方向跳跃

从双腿跳跃开始练习，前后方向跳跃30秒（图7.14），然后左右方向跳跃30秒。最后，扭转身体左右旋转跳跃30秒。力量增加后跳得更远一些。进阶时可以改为单脚跳跃。

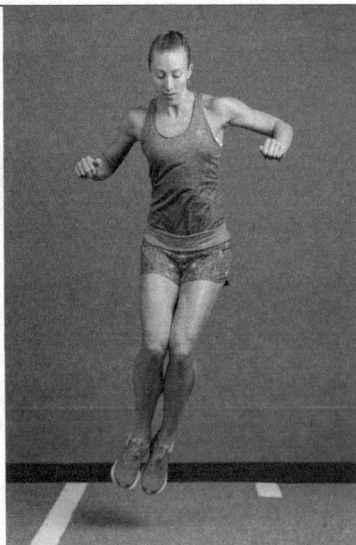

图7.14　多方向跳跃

　　与治疗PFPS一样，我们建议你用泡沫轴滚动按摩股四头肌和腘绳肌，以及进行髋关节拉伸，减轻膝关节周围的紧张感。请参阅第8章中关于泡沫轴的部分。

　　关注动作姿势对于康复和预防再次损伤尤为重要。最新研究表明，仅靠加强肌肉不足以治愈肌腱炎。必须结合肌肉强化、激活及正确的动作矫正，这才是重返运动的关键（Rio et al., 2016），建议从提高跑步步频和改善跑步姿势训练（请参阅第16章）开始。

案例研究：马克（Mark）

　　马克诉说，他最近开始了一个新的训练计划，增加了跑步距离和强度。上周在一次艰苦的坡道训练后，他突然感到双膝剧烈疼痛。他感到困惑，说："我不明白——我的身体本应该能够承受，因为我每周练举重2~3次！"

　　观察：马克的股四头肌非常强壮，但髋关节伸展非常差。在深蹲时，马克很难让臀肌和腘绳肌参与，也很难将体重转移到后方。他的小腿比动力链上部的肌肉有更加明显的轮廓且更有力。他在动态运动中也没有很好地运用核心肌群。马克表现为下交叉综合征（图7.15），股四头肌非常紧张，使骨盆前倾，导致核心肌群过度拉伸。腰部会因为核心肌群薄弱而过度紧张和过度工作，这会妨碍臀肌伸展对后链的帮助，经常导致小腿肌肉更紧张。小腿肌肉、股四头肌和腰部过度紧张和过度工作，而臀肌、核心肌群和腘绳肌则因薄弱而使用不足。

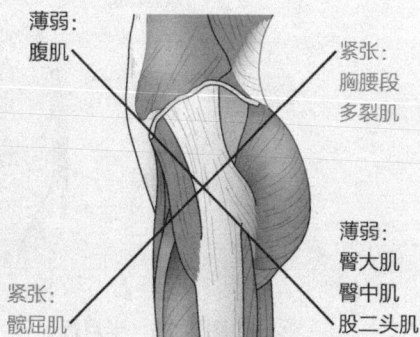

图7.15　下交叉综合征

薄弱：腹肌
紧张：胸腰段多裂肌
薄弱：臀大肌 臀中肌 股二头肌
紧张：髋屈肌

　　诊断：髌腱炎。

　　治疗：马克减少了训练量，并开始在每次跑步前后进行泡沫轴滚动和股四头肌拉伸。通过改善髋关节灵活性和加强臀肌力量，他在跑步时能更有效地利用臀肌，从而减小了步幅和着地时膝关节的冲击力。他还将靠墙静蹲加入跑前常规热身中，这有助于稳定关节，并增加膝关节周围肌肉的募集。此外，他开始进行离心力量训练，并请教练纠正他步幅过大的问题。他还咨询了教练，如何更好地平衡力量训练和跑步计划以促进恢复。

半月板

　　跑者的半月板损伤可以分为两种类型：一种是由于失足而导致的创伤性撕裂，比如被路边的石头或狗绊倒，在崎岖的小径上跌倒等；另一种是由关节磨损和老化逐渐发展而来的退行性损伤。半月板（图7.16）疼痛会比PFPS或肌腱炎更严重。你可能会在关节间隙处感到一些压痛，当膝关节扭转或旋转运动或过度弯曲时，这个部位会感到特别不适。严重的半月板撕裂病例可能需要手术，适当的保守治疗通常可以缓解症状。此外，因为跑步一般不涉及太多的旋转运动，所以你可以在治疗同时继续跑步，只需进行少量的调整。

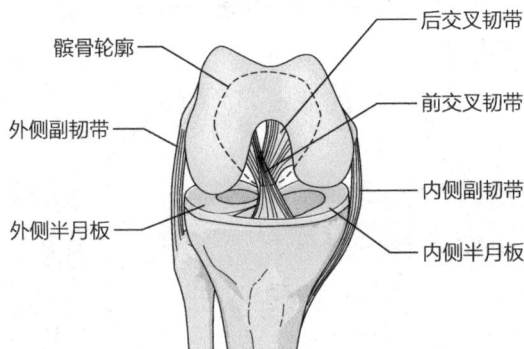

图7.16　半月板

发病

　　创伤性半月板损伤会导致膝关节剧烈疼痛，行走时可能会发出爆裂声或咔嗒声。令人意外的是，患有创伤性半月板损伤的人可能会发现跑步是他们少数可以做的不会感到疼痛的活动之一。这是因为跑步通常不需要膝关节对外部的旋转力产生反应，但是要注意小心跑道上飞过的足球，也不要参加越野跑，因为任何夸张或意外的动作都可能会加重损伤。

　　退行性半月板损伤很可能是由胫骨或股骨的异常旋转模式引起的，这更常见于越野跑或在不平整表面上反复跑步。正如本章开头所讨论的，如果踝关节或髋关节的旋转轨迹偏离正常轨迹，膝关节就会被卡在中间，试图进行代偿，因此会发生超出它所能承受的运动。这种情况下，半月板承受了通过膝关节传导的过多和不均匀的负荷冲击。

治疗

如果怀疑你的膝关节疼痛是由半月板引起的，我们首先建议只在平坦、光滑、柔软的地面上跑步，比如自行车道或跑道（路越直越好）。半月板作为膝关节的缓冲器或减震器，柔软的地面可以减轻半月板承受的负荷和冲击。不要选择有颠簸、坑洼或有儿童骑自行车的路线，以避免突然侧向移动或扭转，从而加重半月板损伤。

由于半月板的结构特点，这个区域的血液供应相对较少，所以它完全愈合的能力是有限的。这意味着康复必须专注于改善关节力学，减少对膝关节的刺激。因此，我们强烈建议由运动专业人士进行评估，确定你是否存在臀肌无力引起的股骨过度内旋，小腿肌肉紧张引起的胫骨过度外旋，以及踝关节僵硬等。这些问题自己很难判断。在此期间，用泡沫轴滚动按摩股四头肌，加强髋关节外旋肌，做一些控制股骨内旋的练习，滚动放松小腿肌肉，以及练习踝关节的内旋和外旋动作都是有

案例研究：杰德（Jade）

杰德在社区跑步时，一只狗突然从她面前穿过，导致她摔倒。从那以后，她说她的膝关节不太舒服。她在跑步时不会经常感到疼痛，但偶尔会出现疼痛，比如她在躲避汽车时扭转身体，有时在上下台阶时她也会感到疼痛。

观察：杰德在所有的矢状面（前后方向）运动中表现出良好的耐受性，但她的髋关节活动性很差。她可以正常跑步，但在转弯或越过障碍方面有困难。

诊断：半月板损伤（通过MRI确认）。

治疗：杰德的治疗方案包括手法治疗和膝关节周围筋膜等软组织治疗。她还进行了一系列活动练习（如转动、髋关节拉伸和三方向弓步），重点是扩大骨盆活动范围和增强髋关节活动性，加强髋部肌肉、股四头肌、腘绳肌和内收肌力量。这使杰德能够更好地运动而不扭伤她的膝关节。

案例研究：杰米（Jamie）

杰米正在进行10英里（约16.09千米）的越野跑（他通常不会跑），突然感到膝关节传来一阵噼啪声。杰米还说，这是他马拉松训练中跑步距离最长的一周，并且在前一天进行了艰苦的训练。他完成了这次跑步，但膝关节有些肿胀。他在行走时也感到疼痛，且膝关节会发出咔嗒声。

观察：这个案例凸显了过度训练也可能导致半月板损伤。当杰米在跑步时，他的肌肉疲劳过度，无法在力学上充分提供支撑，而且膝关节在山路上承受了过多的旋转力，超过了半月板的负荷承受能力。

诊断：半月板撕裂。

治疗：杰米最终接受了手术，切除了半月板的撕裂部分，因为他的膝关节一直被"卡住"，而且在日常活动中会剧烈疼痛。手术后，他的康复计划包括加强臀部和膝关节周围肌肉的锻炼，改善髋关节和踝关节旋转的活动训练，跑步姿势矫正，以及一个包含充分恢复间歇时间的跑步训练计划。

益且安全的，可以作为日常锻炼的补充。（请参考第6章，了解更多关于踝关节内旋和外旋的指导。）

积极预防膝关节损伤

与许多其他损伤一样，预防膝关节损伤最简单的一个可控因素就是适当训练，确保不要过快地增加距离或强度。第二个最容易控制的因素是跑步地面，尽可能在草地或土路上跑步。节奏是第三个容易控制的因素，较小、较快的步伐可以避免步幅过大，减少跑步对腿部包括膝关节的冲击量。将步频提高至接近每分钟180步，可以减少跑者过度使用损伤和膝关节疼痛。第四个容易控制的因素是灵活性。股四头肌、髋屈肌和小腿肌肉紧张是许多膝关节受伤的原因。这种紧张限制了正确的关节运动，限制了髋关节伸展和胫骨旋转，从而增加了跑步时膝关节的应力和负荷。踝关节也是一个因素，因为下肢的受限可能导致膝关节的旋转发生变化。最后一个因素是肌肉薄弱。核心肌群无力会导致髋屈肌和股四头肌过度使用以维持稳定性。股四头肌的过度使用可能导致膝关节疼痛，这是由核心肌群薄弱导致的代偿。股四头肌无力还会导致膝关节承受更大的应力，因为它能起到减震的作用。臀肌无力会导致膝关节外翻增加，对髌骨造成压迫，且抵抗旋转力的作用减弱。这意味着你可能不会对失足做出很好的反应，也不能在落地时很好地稳定身体。

有时，臀肌无力可能是因为股四头肌和髋屈肌紧张，由于髋关节前方的限制，你无法向后伸展髋关节并充分发挥臀肌的作用，这就是为什么我们建议灵活性优先于力量的原因。

小结

这几项积极措施对于预防膝关节受伤非常有效，但这并不意味着膝关节损伤就不会发生。如果你感到膝关节周围疼痛，我们建议你寻求专门治疗跑步受伤的运动专业人士进行评估。通常，非专门治疗特定运动损伤的医疗人员听到你有膝关节疼痛，且你告诉他们你正在跑步后，他们会立刻判定膝关节有结构性损伤。然而，正如你在本章中所了解到的，问题可能并不是源自膝关节本身，而是由其他原因引起的膝关节及其周围组织的刺激。运动专家将帮助你确定膝关节疼痛是否源于股骨内旋增加或胫骨外旋减少。

第8章

髋关节

尽管在跑步时，腿和脚常常备受关注，但身体动力链的其他部位也起着重要作用。髋关节就是一个关键部位。跑者的髋关节损伤可能以各种形式出现。在本章中，我们概述并探寻髋关节损伤的发生因素，讨论最常见的困扰跑者的髋关节损伤，并提供预防损伤的建议。

髋关节受伤的原因

虽然跑步主要是向前运动，但步态的组成中包含一些源于髋关节的侧向和旋转运动成分。问题在于，许多人每天大部分时间都在坐着。随着时间的推移，这会严重影响髋关节的活动范围，从而出现代偿模式，而这些模式可能是导致髋关节受伤的背后因素。

这种情况发生的常见原因是不平衡，髋关节前侧紧张和受限增加，而稳定髋关节的肌群却变得薄弱，包括臀肌和核心肌群。

女性和男性的髋关节存在显著的差异。男性的骨盆通常较窄，这增加了该区域的稳定性，减少了过多的扭转力。女性的骨盆较宽，这有助于分娩，但在跑步时导致髋关节承受的应力更大，从而增加了髋关节和膝关节受伤的可能性。此外，怀孕和哺乳期特有的激素使支撑髋关节韧带的松弛度和伸展度增加，这可能使怀孕的人更容易发生髋关节损伤。因此，加强腹肌和骨盆周围的肌肉对降低髋关节受伤风险至关重要，尤其是在孕期和产后期。

髋关节的解剖学

髋关节是人体中最复杂的关节之一，它的功能很多。首先是髋关节的运动功能。这个关节的形状像一个"球窝"结构，在3个运动平面上都具备足够的活动度（图8.1），股骨能够在骨盆（髋骨）上前后、左右及旋转移动。同样，髋骨能够相对股骨发生前后、左右及旋转移动。

　　髋关节活动受限可能导致许多不良的代偿模式。髋关节僵硬会使人难以达到运动所需的范围，因此无法激活推动下肢向前运动的肌肉（例如，无论做多少个桥式运动，臀部肌肉似乎都无法变得更强壮）。僵硬的髋关节还可能导致髋关节相邻的关节出现过多的代偿性运动，尤其是腰部和膝关节，而这两个身体部位的固有功能主要是稳定性而不是灵活性。髋关节的旋转范围要远大于膝关节和腰部。这使我们陷入了一个鸡生蛋还是蛋生鸡的问题：是髋关节的紧张导致了肌肉无力和不良代偿，还是肌肉无力阻止了髋关节正确运动，从而导致髋关节紧张？

　　髋关节也需要具备强大的核心肌肉来配合工作。强壮、稳定的核心对于支撑髋关节这个关键关节所需的大量正确运动至关重要。核心肌肉的薄弱也会导致髋关节变得更加僵硬。身体需要从某个地方获得稳定性，如果腹部不能提供足够的支撑，髋屈肌就会过度工作。这不仅会导致髋关节问题，还会引发胃肠不适、盆底功能障碍等一系列其他问题。

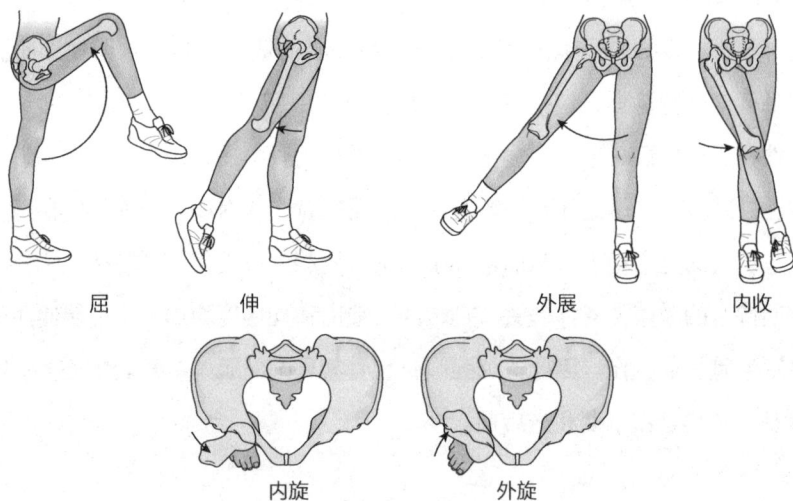

屈　　　　伸　　　　　　　外展　　　内收

内旋　　　　外旋

图8.1 髋关节的3个平面运动

跑步时髋关节的运作方式

　　臀部是跑者的动力来源。它就像一个弹弓，受到冲击时会伸展，在推进时会产生强大的弹性反冲，推动跑者前进。在跑速较慢时，紧张的髋关节还能勉强应对，但当你加快跑速时，髋关节的灵活性就至关重要。髋关节的三维运动使跑者正确地、顺畅地前进，同时让臀部肌肉参与运动。髋关节有助于分担小腿肌肉、腘绳肌和腰部的工作负荷，避免它们过度劳累。

当跑者脚着地时，髋关节进入屈曲、内收和内旋状态，而股骨头则在髋臼内滑动并向后旋转（图8.2）。这种机制将地面的反作用力传递给臀肌，臀肌则利用这一力量推动跑者向前运动。可以把臀部想象成弹弓或橡皮筋：着地时，橡皮筋（臀部肌肉）被拉伸，然后像弹簧一样回弹。髋关节和骨盆的紧张可能会限制这种加载机制，很快就会发生代偿。旋转受限可能会导致股四头肌和髋屈肌被过度使用。如果我们无法从骨盆获得这种回弹机制，就更有可能过度依赖股四头肌和髋屈肌来推动前进。这可能会使骨盆前倾，导致髋关节撞击征、肌腱炎或髋关节前方的过度使用损伤。侧向运动的受限则会导致髂胫束损伤或股骨大转子滑囊炎。

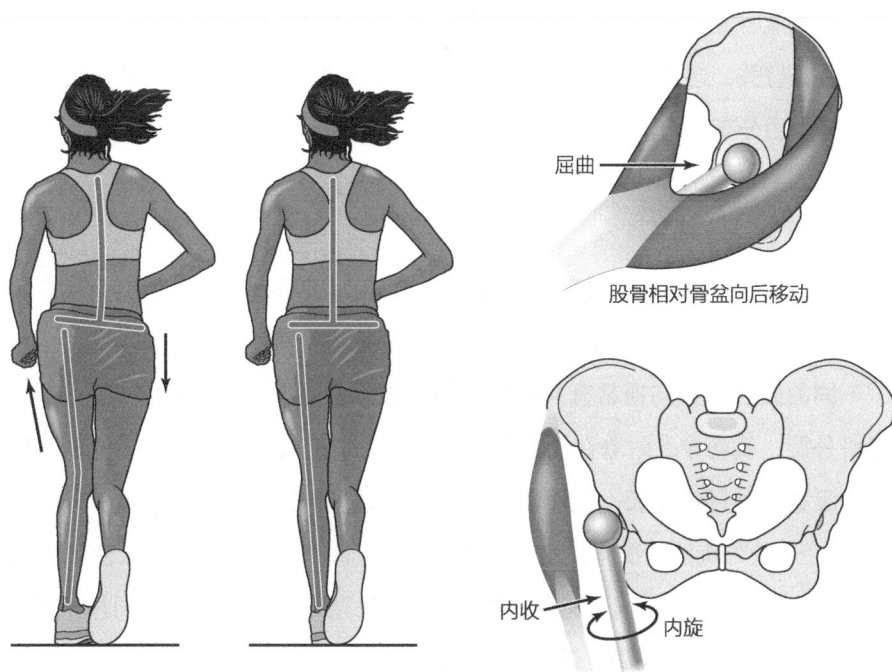

图8.2　髋关节的工作机制

了解髋关节损伤

出于一些机制，髋关节最常见的损伤是相互关联的。我们将简要概述髋关节损伤的病理机制，你应该从这一章中了解到的是，保持髋关节健康非常重要。通过学习如何正确照顾你的髋关节，可以避免许多常见的损伤。

盂唇病变

髋关节盂唇是位于髋关节窝内部的软骨组织，它的功能是作为关节的缓冲区，使股骨头能够在所有方向上平稳滑动，并且还有助于稳定关节。盂唇损伤包括撕裂、磨损或炎症，可引起疼痛并辐射到髋关节。当被诊断为盂唇撕裂时，医生可能会建议你做手术。建议先尝试治疗和康复，物理治疗师通常可以成功治疗盂唇损伤。

髋关节受限会阻止股骨头在髋臼中顺畅滑动，导致"卡住"，从而刺激和损伤盂唇。如果盂唇发炎，需要注意整体力量、不平衡和受限情况。通常，盂唇损伤与髋屈肌紧张有关，这会限制股骨头向髋臼后部滑动和旋转的能力，导致髋关节在跑步着地时受力分布不均。

腹股沟受伤

腹股沟损伤可能是跑者最棘手的情况之一，它包括多种损伤，可能会被诊断为运动性腹股沟痛、耻骨炎、运动性疝气或内收肌肌腱炎等。

不同的腹股沟损伤通常有共同的原因。如果骨盆向前旋转过多（骨盆前倾）或股骨外旋，就会导致附着在骨盆上的肌肉在力学上处于不利的功能位置。具体来说，腹直肌被过度拉长，这对耻骨联合造成过多的应力（Moran and Rogowski, 2020）。在股骨外旋的情况下，内收肌开始承担股四头肌的功能，也会变得过度使用和紧张；或者，这些肌肉可能会变得薄弱，无法充分稳定骨盆，随着时间的推移，导致耻骨联合、腹股沟和稳定骨盆的韧带发炎。因此，把握身体结构正确的位置关系及将身体结构保持在中立位工作的能力至关重要。

髋关节撞击征

髋关节撞击征是由髋关节内特别是在骨盆的髋臼和股骨之间的摩擦过多引起的。简单来说，就是髋关节被挤压或卡住。髋关节撞击征通常是由骨盆或股骨过度骨性增生引起的，在年轻运动员中很常见。但是髋关节撞击征也可能是功能性的，也就是由于骨盆错位、肌肉过紧或关节受限等原因，髋关节被压缩并卡住。髋关节撞击征可引起腹股沟损伤、肌腱炎或髋关节盂唇撕裂。

髋关节肌腱炎

肌腱炎通常是肌肉不平衡的结果。要么是一块肌肉被过度使用，以弥补另一块无力的肌肉；要么是一块肌肉较弱，承受了过度负荷导致肌腱发炎。对于髋关节，如果某一块肌肉处于不利的功能位置，也非常容易出现肌腱炎症，即肌腱炎。

髋关节滑囊炎

髋关节滑囊炎出现在髋关节侧面的股骨大转子滑囊，或者偶尔出现在髋关节前方的髂腰肌滑囊。滑囊炎的病因与肌腱炎相似，偶尔也会由直接的创伤或摔伤引起，因此如果你在冰雪路况或不平坦的地面上跑步时要小心。股骨大转子滑囊位于髋关节的侧面，其主要作用是为髋关节提供润滑，以减少肌腱摩擦。当负荷过重时，滑囊可能会发炎并引起疼痛，通常是由过度训练和错误的运动机制共同引起的。臀肌无力或髋关节活动性差会导致脚着地时造成过多的侧向负荷，并且与髂胫束综合征的病因相似（请参阅第14章），滑囊因此而受到刺激。

隐匿性骨盆或股骨颈应力骨折

骨盆或股骨颈（股骨与骨盆连接的部位）的应力性骨折通常隐匿地发生于髋关节处。由于髋关节各结构相互关联，应力性骨折常常会表现为其他症状，难以诊断，这使跑者面临着完全骨折的高风险。骨盆或股骨颈的骨折非常严重，是所有应力性骨折中最严重的。患有这种损伤的跑者存在髋关节塌陷的风险，需要进行手术，在髋关节内安装金属支架以稳定关节结构。而这种损伤的康复时间可能需要一年以上。

骨盆应力性骨折的典型症状包括跛行、在受到冲击时（如行走或跑步着地时）持续疼痛，以及其他治疗方法难以缓解的疼痛。另外的典型症状是，当全部体重转移到患侧腿上，例如穿裤子时，会感到明显的疼痛。如果髋关节疼痛没有好转，或者你怀疑自己患有骨盆应力性骨折，请尽快去看医生。

髋关节健康：正确的保健、康复和预防

我们已经了解了髋关节的工作原理，以及当身体发生代偿或髋关节不能正确工作或移动时可能发生的常见损伤。那么，有什么方法可以预防问题的发生呢？我们应该如何保持髋关节的灵活性和力量？

说到髋关节健康，我们建议每天进行髋关节的活动性锻炼，我们称之为髋关节保健。对于跑者来说，髋关节的活动性锻炼应该像每天刷牙一样成为习惯。特别是大多数人生活在互联网时代，根本没有足够的运动来保持髋关节的健康。

灵活性与力量的结合对髋关节的健康至关重要。力量有助于充分利用和保持身体灵活性。我们首先介绍较佳的灵活性练习，然后再介绍一些好的力量锻炼方法。

灵活性练习

很多练习都可以增强髋关节力量和活动范围，本节重点推荐最适合跑者的方法。

泡沫轴放松臀肌、阔筋膜张肌和股四头肌

从泡沫轴滚动开始，它可以促进特定部位组织的延展性，为运动做好热身准备，建议放松臀部、阔筋膜张肌（TFL）和股四头肌。

臀肌： 按摩臀部肌肉需要坐在泡沫轴上，一条腿交叉放在另一条腿上（图8.3a）。缓慢地滚动肌肉，特别注意敏感或有结节的区域，以及是否有抽搐或发生痉挛。如果碰到扳机点，可以停下来并保持一定时间的按压。你可以深呼吸，通过缓慢摆动臀部，像雨刷器一样活动膝关节，以及屈伸膝关节来进行放松。重点关注骨骼突起和尾骨等区域。为了更深层次的放松，你可以尝试使用曲棍球，但要避免在急性刺激的区域过度按压。

　　TFL/臀中肌：将泡沫滚轴放在身体一侧，髋骨顶部正下方（图8.3b）。最好的方法是侧卧，用一只手支撑，上面的腿叠在下面的腿上，这样你可以利用上侧腿支撑保持稳定，然后进行滚动。在肌肉表面来回滚动，在特别敏感的区域多停留一会儿。你也可以来回弯曲下方的膝关节，或者左右旋转进行主动释放。滚动整个从髋骨顶部到大腿顶部之间的肌肉区域。

　　股四头肌：俯卧用前臂支撑，将泡沫滚轴放在股四头肌下方，另一条腿抬起并外展，以稳定身体（图8.3c）。我们建议将股四头肌分成3个部分滚动：沿髂胫束的外侧四头肌、中部股四头肌及靠近内收肌的内侧股四头肌。你可以借助脚向内或向外的转动来滚动这些区域。从髌骨正上方开始，缓慢地往上滚动。如果遇到特别敏感或有结节的地方，可停留并保持压力，深呼吸3~5次，然后将膝关节前后弯曲，或者左右摆动（像雨刷器一样）。重复这个过程直到你滚动完整个肌肉群。

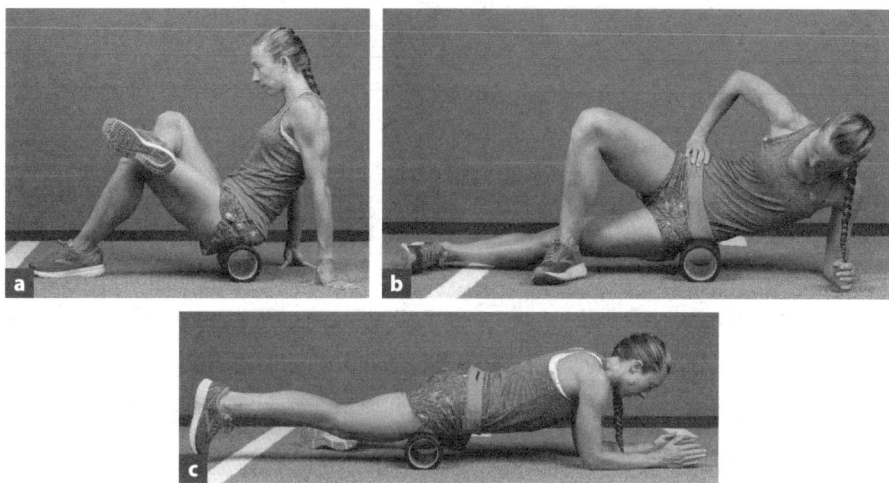

图8.3 泡沫轴放松：a.臀肌；b.阔筋膜张肌；c.股四头肌

扳机点释放：髋屈肌（腰大肌）

对于这个练习，你需要一个曲棍球之类的物体，刚开始可以用网球。俯卧，将球放在髂前上棘（ASIS，髂骨的骨突起，图8.4）的正上方，这样球可以按压到骨盆内部。深呼吸3~5次，你可以借助屈曲脚趾或膝关节，然后伸直来实现滚压。

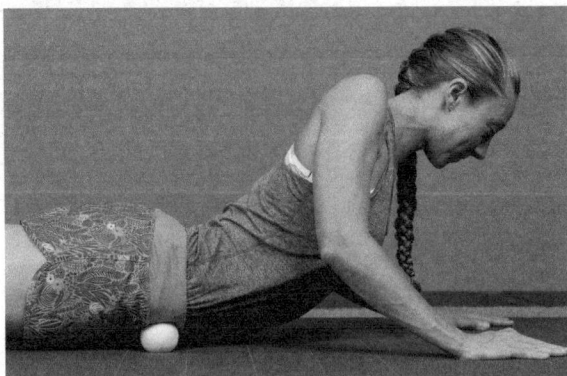

图8.4　扳机点释放：髋屈肌

髋关节拉伸

髋关节拉伸的目的是使股骨在髋关节中进行360度的运动，并使骨盆围绕股骨移动。教会大脑独立完成这些动作，这有助于增加髋关节的相对运动，也有助于减少脊柱或小腿的代偿模式。髋关节拉伸的另一个好处是重新分配液体来滋润关节，打破僵硬的软组织和筋膜的限制，并激活深层肌肉使髋关节稳定和运动。

股骨相对骨盆运动：这个练习的目的是通过保持髋骨（骨盆）稳定，单纯运动股骨，同时在髋关节的3个平面上进行下肢移动。可以站立并扶着墙壁或桌子保持平衡，也可以四肢着地完成动作。将膝向前屈曲抬起（图8.5a），然后向一侧外展（图8.5b），最后将股骨内旋，使脚跟向上抬起（图8.5c）。最后，将髋关节向下并向后伸展。顺时针方向重复5次，然后反方向伸展、外旋、内收和屈曲。慢慢地、有控制地完成这些动作。

骨盆相对股骨运动：这个练习可能有点难度。建议一条腿（固定腿）站在一个小凳子上。髋关节向前推，感到髋骨前部有伸展感（图8.6a）。然后向内移动至内收位，拉伸髋内侧（图8.6b）。接下来髋关节向后方绕动激活后部（图8.6c）。最后，将髋关节向侧面移动，再回到前面。顺时针和逆时针各重复5次。

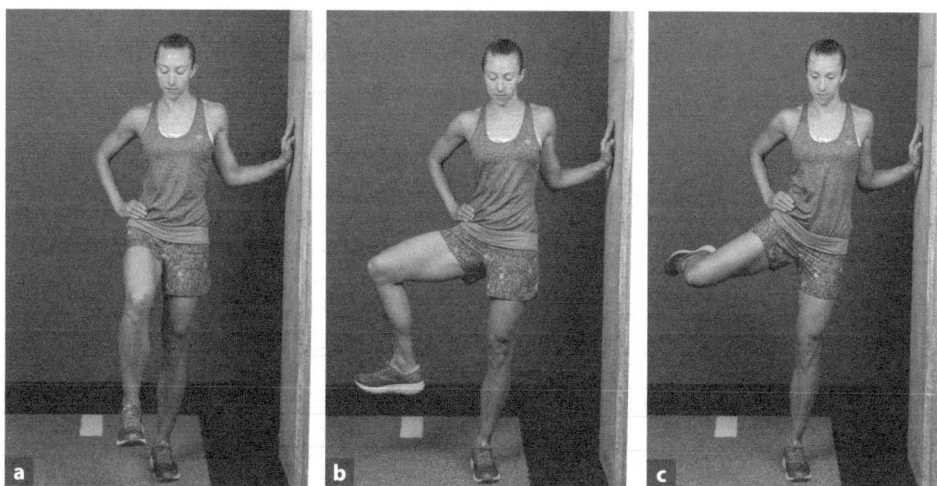

图8.5 髋关节拉伸，股骨相对骨盆运动：a. 起始位；b. 腿外展；c. 腿向后

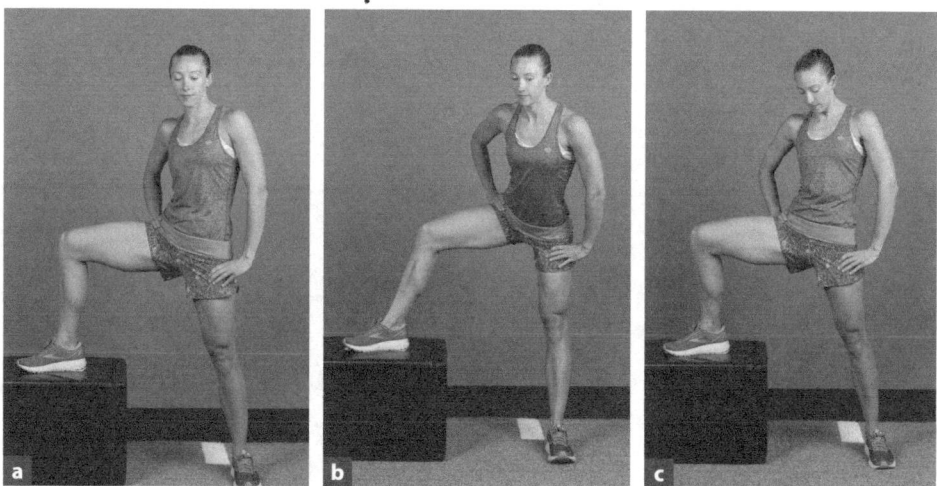

图8.6 髋关节拉伸，骨盆相对股骨运动：a. 起始位；b. 骨盆向后；c. 骨盆向前

三维髋关节拉伸

　　这个练习是髋关节的"万金油"练习。不同于髋关节拉伸，三维髋关节拉伸的重点不是孤立地移动髋关节，而是以骨盆作为支点通过整个动力链的参与来促进全身的三维运动。

　　开始时，一条腿前后迈步，另一条腿跟随移动，交替进行髋关节屈曲和伸展（矢状面，图8.7a和图8.7b）。注意支撑腿保持膝关节相对伸直，专注于骨盆动作。重复5次，然后换腿。

　　下一步是侧向移动或一只脚在额状面上运动。在外展（图8.7c）和内收（图8.7d）之间切换，一只脚交替移动越过身体中线，然后迈出一步做侧蹲，使髋关节内外移动。注意不要通过扭动来进行补偿。重复5次，然后换腿。

　　最后是旋转，或者说在水平面上移动。以固定腿为中心交替进行内外旋（图8.7e和图8.7f）。注意，站立侧的脚踝不要随着旋转而扭曲，尽量将运动集中在骨盆上。将移动的脚放在另一只脚前面，使两只脚呈T形，向内扭曲朝向不动的站立腿时，感受到臀部外侧的拉伸。然后，将脚旋转向后外，使两脚呈L形（或倒L形），此时应感到大腿内侧被拉伸。重复5次，然后换腿。

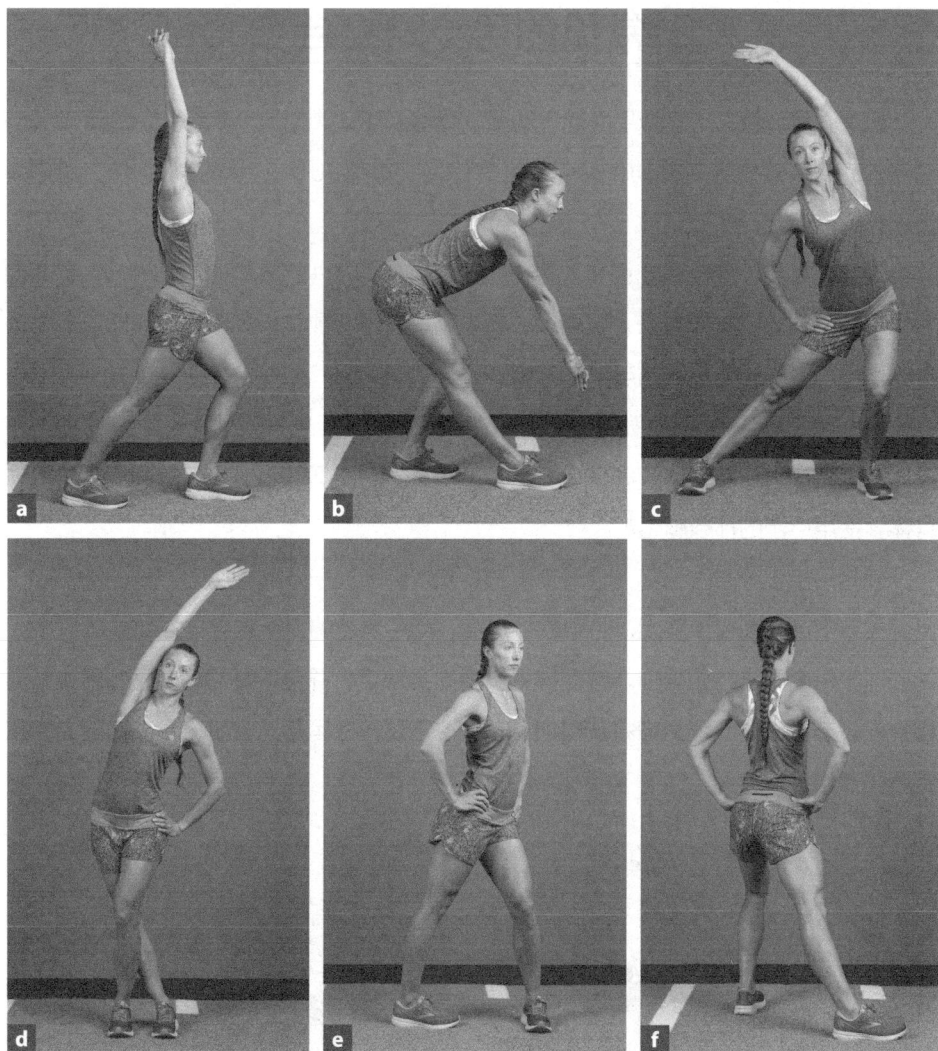

图8.7 三维髋关节拉伸[①]: a. 向前（屈髋）; b. 向后（伸髋）; c. 外展; d. 内收; e. 内旋; f. 外旋

———————————
① 三维髋关节拉伸引自格雷学院。

常见的弓步蹲组合

再次强调，髋关节3个平面的运动要以骨盆为驱动。把这个练习作为跑步前关节活动的热身，或者当掌握动作后手持哑铃练习，每组10次，重复3组，作为肌肉力量训练的一部分。

传统前弓步： 向前跨出弓步，将重心放在前脚跟上（图8.8a和图8.8b），臀部向后，不应感到膝或腰部紧张。更高级的版本是，将重心放在前脚跟，利用臀肌来推动身体使用前踏步的腿单腿站起保持平衡。

侧弓步： 弓步的腿在横向平面上移动，向侧面远离身体（图8.9）。确保膝关节不要伸出太远，使髋、膝和踝保持在一条直线上。若要增加难度，可以利用臀肌推动身体，使用弓步的那条腿站起。

旋转弓步： 练习时弓步腿远离支撑腿，使双脚形成一个非常宽的L形（图8.10）。将髋关节下沉移到弓步腿上。若要增加难度，用弓步腿的力量将身体推动站起。

对于每个弓步，如果你能够保持弓步腿完全稳定，并且将骨盆朝向弓步腿旋转而保持膝关节不移动，那么你将获得加分——这需要稍微运用内收肌产生向内的力来保持膝关节稳定。

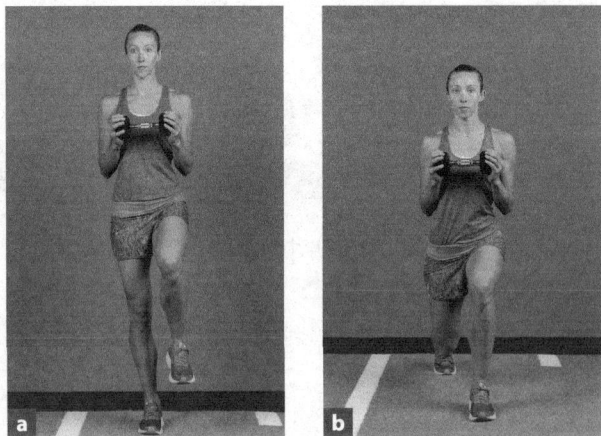

图8.8　常见的弓步蹲组合[1]：传统前弓步。a也是随后两个弓步的起始姿势

---

[1] 常见的弓步蹲组合引自格雷学院。

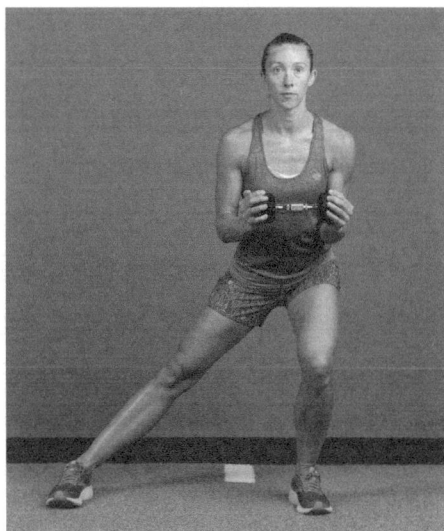

图8.9 常见的弓步蹲组合：侧弓步

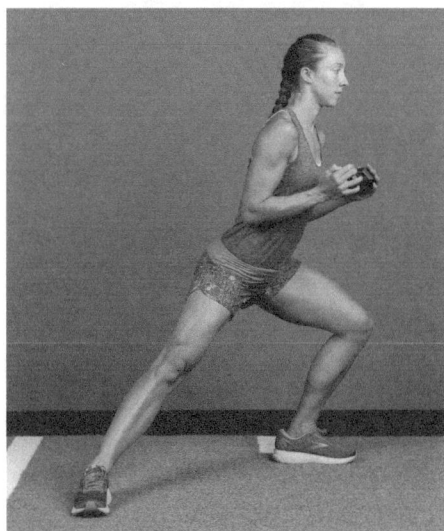

图8.10 常见的弓步蹲组合：外旋弓步

全蹲

我们都喜欢全蹲，这是人体用来休息（和排泄废物）的姿势。它还可以放松和拉伸盆底肌肉，盆底肌肉是跑者常常紧张和过度使用的肌肉群。然而，我们看到许多人缺乏全蹲所需的运动能力和灵活性，对髋关节、腰部和盆底的健康造成严重影响，甚至导致胃肠问题。要做这个练习，只需将身体完全蹲下，让臀部位于双腿之间（图8.11）。保持3~5次呼吸后站起。每组1~10次，每天2~3组。

如果你全蹲时感到困难，尝试使用门框、柜台、杆子等坚固的支撑物来协助完成。将腿分得更宽或抬起脚跟会容易些，因为踝关节的活动受限会影响到髋关节。

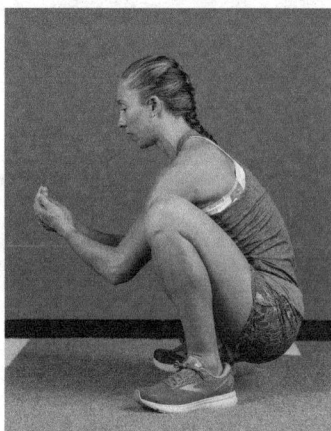

图8.11 全蹲

髋关节后侧拉伸

这个伸展动作类似鸽子的姿势，它更特定地针对关节囊。这个拉伸的目的是提高髋关节后部的活动度，这样更容易激活臀部肌肉，并有助于减轻梨状肌和其他深层肌肉的压力，从而减少坐骨神经痛、骶髂关节疼痛等问题，以及髋关节过度使用引起的其他问题。

站在大约与髋高度相等的按摩床旁。将一条腿放在床上，膝关节弯曲。（当脚靠近大腿时，最容易拉伸。小腿越是向90度伸展，拉伸的深度和强度就越大。）尽量保持膝关节在髋关节前面（图8.12a），然后将身体转向床上那条腿的外侧，要用骨盆而不是腰部来启动动作，并将双臂伸向一侧。将身体弯向床面（图8.12b），然后稍微抬起身体（无须回到起始位置），确保身体朝向前腿。重复5~10次，然后换腿。

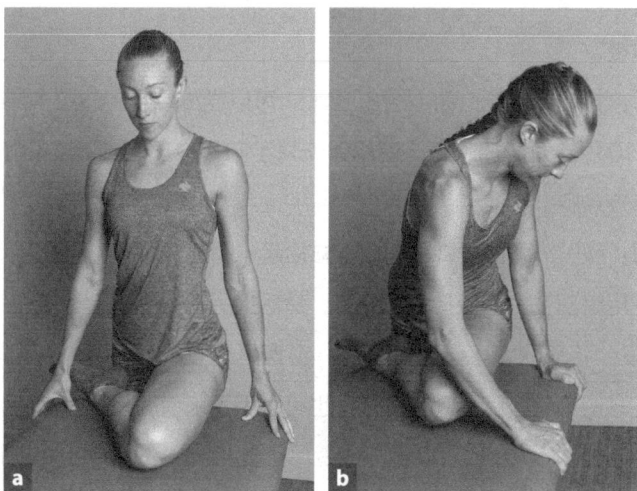

图8.12 髋关节后侧拉伸：a. 起始位；b. 拉伸

力量训练

加强髋关节在所有3个运动平面上的能力对于跑者来说是必要的。除了能在3个平面上具有活动性，你还需要能够控制3个平面上的运动。虽然跑步主要是向前的运动，但步态周期中包括侧向和旋转运动的成分，因此通过加强臀肌、腘绳肌和股四头肌来增强这些平面的韧性非常重要。力量训练应尽可能与跑步运动等量。因此，我们建议进行单腿练习、弓步和促进弹性回弹的训练。

髋关节等长抗阻练习

跑者常常忽视通过运动的末端范围来控制肌肉的能力。有一项髋关节练习能够在减轻疼痛和降低受伤风险方面起到重要的作用，这是一种末端范围的抗阻等长收缩练习，同时通过核心控制来确保肌肉在最有利的功能位置被激活。你可以练习6种不同的髋关节抗阻运动，这也是一项受伤康复后重返运动前很好的锻炼，因为它激活了髋关节周围的所有肌肉，使关节处于最佳状态，随时可以运动。

面向墙壁站立，双手扶墙以保持平衡。收紧臀部，呼气，确保深层腹肌参与以稳定骨盆。然后进行屈曲、伸展、外展、内收、内旋和外旋动作，以加强髋关节在各个运动平面的力量。

屈曲练习：将腿尽可能抬高（图8.13a），可以尝试用手将腿拉得更高一些。保持这个姿势5~10秒。为增加阻力，使用另一只手向下推压腿部，实际上是自我对抗。然后切换到另一条腿。

伸展练习：膝关节弯曲，脚跟向后上方抬起（图8.13b）。保持核心肌群参与，不要拱起腰部，用臀部发力。保持5~10秒，然后换另一条腿重复。

外展练习：将膝关节抬起到90度，或者尽可能抬高，并将腿向外旋转（图8.13c），稳定核心部位。保持5~10秒（也可以用手来增加阻力）。换另一条腿重复。

内收练习：膝关节抬高至90度，或者尽可能抬高，然后尽量将腿摆向身体的另一侧（图8.13d）。如果需要，可以用手来进一步拉动腿部，或者增加一些阻力。保持姿势5~10秒，然后换另一条腿重复。

内旋练习：将腿抬高至90度，或者尽可能抬高，然后将脚跟朝向身体中线旋转（图8.13e）。保持5~10秒，然后换另一条腿。

外旋练习：将腿抬高至90度，或者尽可能抬高，然后将脚跟远离你的中线旋转（图8.13f）。保持5~10秒，然后换另一条腿进行重复（为增加力量，试着将时间增加到30秒或1分钟）。

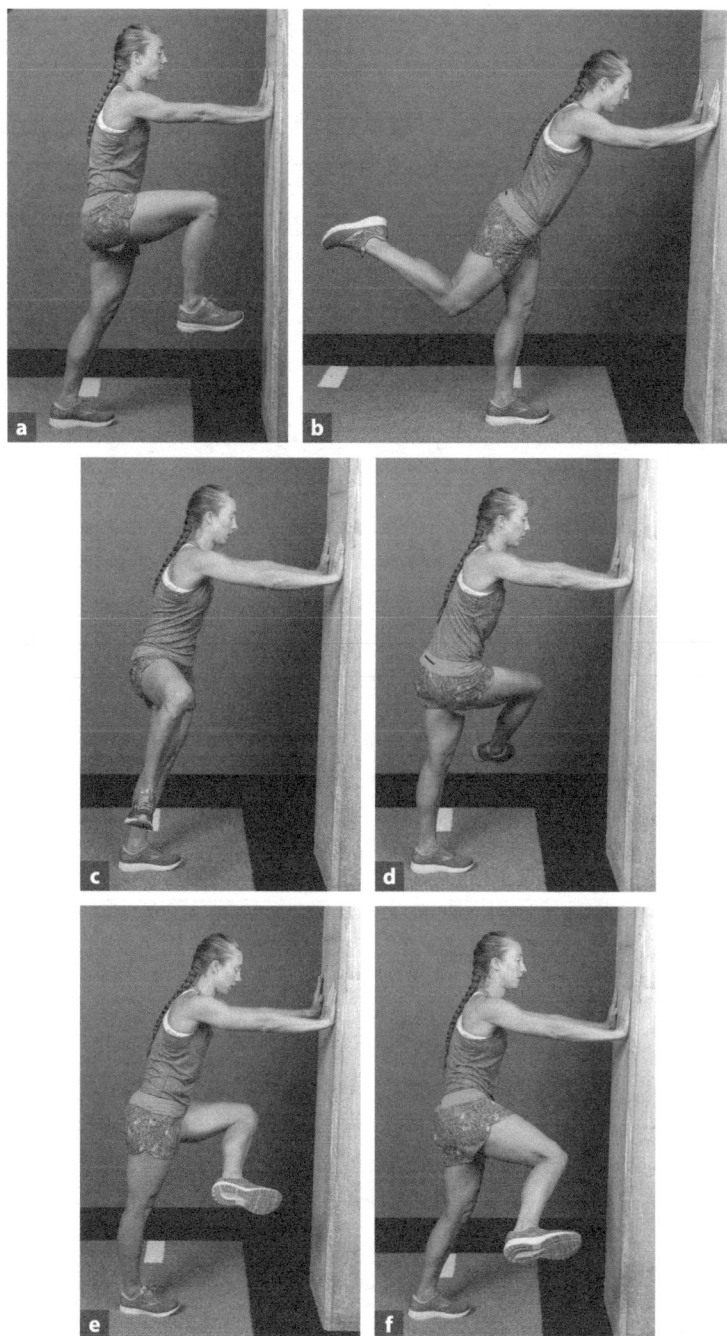

图8.13 髋关节等长抗阻练习：a. 屈曲；b. 伸展；c. 外展；d. 内收；e. 内旋；f. 外旋

髋关节弓步内旋

双脚前后错开站立（图8.14a），将重心转移到前脚跟上。躯干转向前方的髋关节，并保持膝关节笔直朝前（图8.14b）。感受到臀部的后面而不是侧面，有一种拉伸感，然后回到起始位置。每条腿重复10次。这有助于促进臀部和髋关节囊的后部适当负荷。

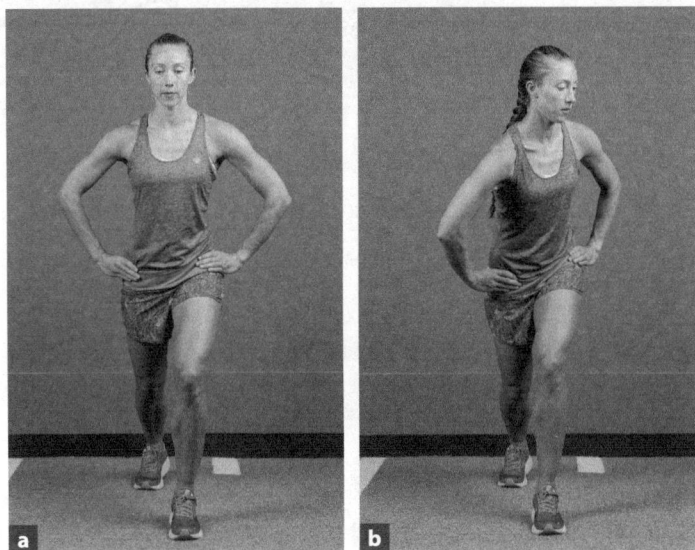

图8.14 髋关节弓步内旋：a. 起始姿势；b. 向前方髋关节旋转

核心稳定性

将核心稳定训练纳入日常锻炼中也非常关键。对于跑步来说，在骨盆运动时，核心需要保持稳定。四点着地平板支撑是一个很好的起步练习（详见第9章）。不断增强核心力量，包括动态运动，可以教会身体在进行下肢运动时保持核心稳定，这是在日常生活中特别是跑步时应有的功能。我们建议进行臀肌激活的平板支撑，详见第9章。在正确的姿势下增强核心的稳定性，可以预防撞击征和腹股沟疼痛等损伤，因为这有助于促使股骨在正确的位置上发挥功能。核心薄弱是导致髋关节周围紧张的常见根本原因——如果核心不稳，身体将很快借助周围的肌肉群来代偿。

良好的跑步姿势

臀肌、腹肌、髋屈肌和股四头肌协同工作，才能实现高效的步态。臀中肌在着地和两腿切换时，发挥着稳定骨盆的关键作用，而臀大肌是一个强大的推动肌肉，与腹斜肌一起有效地推动身体向前。这在增加速度时非常重要，因为它让我们保持完整的步态周期，并避免过多的腰部扭矩或依赖股四头肌和小腿的代偿策略（Lenhart, Thelen and Heiderscheit, 2014）。

在跑步时要注意的另一件事是保持从脚踝到上半身的前倾姿势。保持前倾角度不仅可以减少你的工作负荷（在这种姿势下，重力可以帮助你，而在直立的姿势时你要与重力抗衡），还使你处于一种生物力学上更容易利用臀肌而不是股四头肌的姿势。在跑步中保持直立或"坐着"的姿势将会给股四头肌带来更多的压力，你是在拉动而不是推动你的腿向前。逐渐地，这会导致髋关节卡住，股骨头的后向运动不足，从而阻止臀肌的激活（Teng and Powers, 2016）。

案例研究：玛莎（Martha）

玛莎出现了髋关节疼痛的情况，跑步后疼痛加重，但她很难指出痛点。

观察： 经检查，她的髋关节旋转受限，负重时动态外翻增加。

诊断： 髋关节盂唇撕裂（MRI确认）。

治疗： 玛莎被要求在跑步前进行细致的家庭灵活性锻炼（与本章的灵活性锻炼内容一致）、髋屈肌的灵活性锻炼及臀中肌和臀大肌的稳定性力量锻炼。通过家庭锻炼，她最终恢复了正常跑步。

案例研究：索菲娅（Sofia）

索菲娅被医生诊断为髋关节盂唇撕裂。

观察： 索菲娅的症状源于她的股四头肌过于紧张，妨碍了髋关节向后运动以激活臀部肌肉。

诊断： 关节盂唇撕裂。

治疗： 索菲娅接受了髋关节内旋的灵活性训练及髋关节后侧拉伸训练，并学习在力量训练、体态和负重训练时如何让髋关节下沉。这与深层核心和臀肌力量训练相结合，以促进着地时骨盆的稳定性。增加关节后方活动使索菲娅能够更好地使用臀部肌肉，减轻了股四头肌的负荷。从此以后，索菲娅没有再出现明显的骨盆疼痛症状。

小结

髋关节损伤是多方面因素相互关联的。通过了解髋关节在跑步中的运动和功能，你可以找到髋关节受伤的根本原因并能预防其发生。

第9章

下背部

本书很多内容都强调了当骨盆锁定且髋部肌肉功能不佳时，下肢可能出现的问题。本章将焦点转移到下背部。尽管有些人认为跑步对下背部有害，但有证据表明，跑步可以保护下背部。总体而言，跑者比普通人群更不容易出现下背部疼痛（Maselli et al., 2020）。然而，跑步时的不良姿势可能会对下背部产生不利影响，并导致背部疼痛。本章将深入探讨为什么会发生这种情况以及采取什么措施来预防这种情况的发生。

要了解跑者下背部损伤的情形，首先必须了解在跑步时下背部的正常功能。与大多数活动一样，身体核心和下背部帮助我们保持稳定（即保持直立，抵抗重力，不向四周倾倒），与核心相邻的四肢进行快速动作。除了保持稳定性，这个核心区域还必须保护内脏等脆弱组织。

跑者主要通过骨盆（由臀部肌肉提供动力）和胸腰椎（由腹斜肌提供动力）之

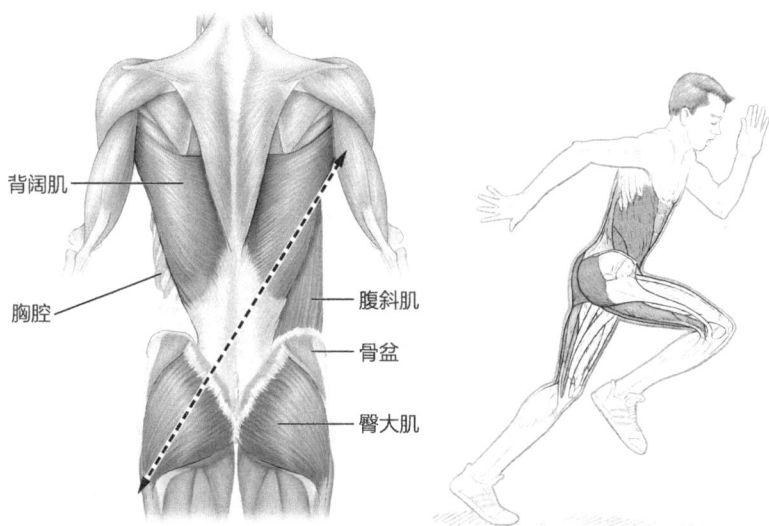

背阔肌

胸腔

腹斜肌

骨盆

臀大肌

图9.1 动力驱动斜方肌、臀部及骨盆和胸椎脊柱的交叉链动作

间的往复旋转动作来产生前进的推动力（图9.1）。身体的这两个区域以对向的方式，通过旋转协同工作，以产生扭矩，帮助跑者平稳向前跑动。在这两个发生旋转的结构之间，主要存在腰椎（下背部）、腹部肌肉和所有内脏器官。

骨盆和上半身需要具备足够的活动度和力量，以让跑者有效地向前推进，这基本上通过在腹斜肌和臀肌之间产生循环往复的"弹射"效应来实现。跑者还必须保持良好的姿态，以使核心稳定肌肉能够按预期发挥作用。

核心就像一个易拉罐

正如易拉罐的设计是为了起到压力控制的作用（使苏打水或啤酒保持完美的气泡），我们身体核心区域的功能也是如此。膈肌位于核心区的顶部，除了控制呼吸，也是核心区域由肌肉构成的"易拉罐"的罐顶部（图9.2）。前侧的腹肌环绕核心区域并与后侧的腰部稳定肌群连接，从各个方向保护我们的腹腔。在"易拉罐"底部，盆底肌支撑着泌尿器官和生殖器，并稳定腰椎和骨盆。保持肋骨和骨盆紧凑并按照人体排列结构良好排列，对适宜的人体内压力控制和良好的奔跑机能至关重要。

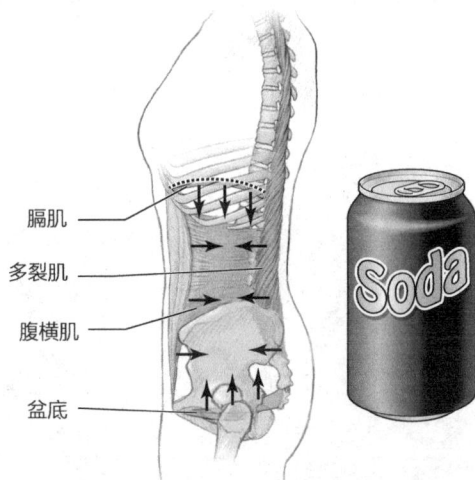

膈肌

多裂肌

腹横肌

盆底

图9.2 正确位置对于压力控制的重要性——核心的作用

如果将核心比作一个易拉罐罐体，那么重要的是肋骨和骨盆要保持正确的排列位置，而不是过度伸展（或过度下垂），这个姿势会让许多跑者出现问题。

下背部损伤的病因

当胸椎和骨盆之间存在功能障碍时，下背部就会陷入困境。骨盆或胸椎受限可能会限制核心力量的有效传递。这些受限通常会导致过多的力量通过腰椎传递，导致跑者出现下背痛。这一区域可能会被严重过度使用，引发腰背肌肉的疼痛和痉挛，并可能导致脊柱本身的损伤。如果下背部问题没有得到妥善处理，可能会导致更严重的损伤，如椎间盘突出、椎管狭窄或下肢放射痛，影响下肢功能。

骨盆适度的旋转有助于你正确地承接髋部的负荷并募集臀部肌肉来推动前进。在步态周期中，从支撑腿到摆动腿的过渡中，骨盆必须能够前后翻转（前倾和后倾）。髋部前侧的受限或髋屈肌过紧会限制股骨相对骨盆向后伸展的能力。这会导致骨盆停留在前倾的位置，就像你坐在椅子上时髋部的姿态一样。

跑者经常通过伸展下背部来改善髋关节伸展功能不良，以使身体的上半部分相对垂直于地面承受重力和冲击力。这会造成腰椎过度后凸，或者称为腰椎过伸。出现腰椎过伸后，人体为了能够对抗重力、保持平衡、站立和运动，肋骨也会向上翻，整个身体的前部姿势链也会处于过度伸展的状态，从而阻碍身体从腹肌获得足够的稳定性，也会影响腹斜肌产生力量的功能。

那么我们在哪里寻找肌肉力量呢？可以募集下背部的肌肉（有时还包括髋屈肌肌群）。除了支撑跑者的躯干，腰部肌肉还具有髋伸肌的功能。当骨盆前倾时，臀部肌肉无法正常工作来使髋关节伸展，因此跑者会通过腰背部的过多伸展来进行代偿，于是进一步加重了问题。

跑者一个最常见的错误是过于直立地跑步。跑步指南通常要求"保持高重心""挺胸""胸向前方"，但是这种姿态过度时与驼背姿势一样有害（跑步中适当的人体姿势和核心功能见图9.3a）。当跑者过于挺直身体时会导致肋骨扩张增加，意味着胸部朝上和向外（图9.3b）。这会引发下背部功能紊乱；腹肌被过度拉伸和过度拉长，下背部肌肉被过度使用，同时脊柱处于不利于发生躯干旋转动作的位置。

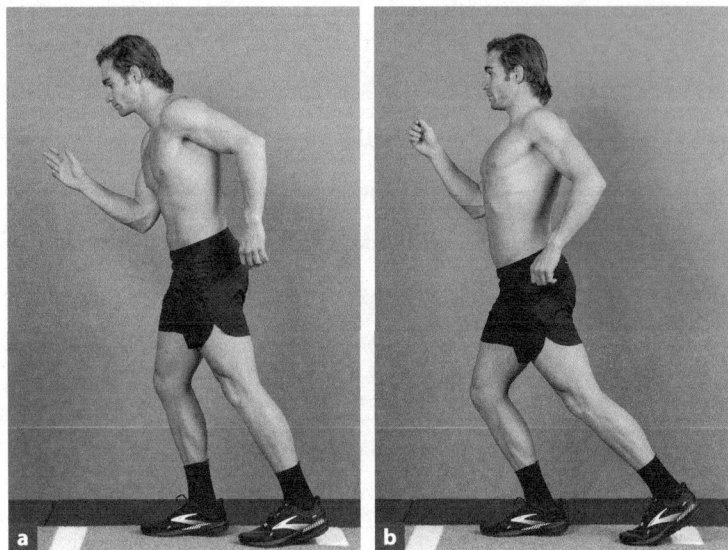

图9.3 跑步中：a. 适当的人体姿势和核心功能；b. 过伸姿态

特定损伤

现在我们理解了下背部可能出现的问题，下面让我们更深入地研究一下特定损伤的病理机制。下背部肌肉因为代偿模式而变得紧张、疲劳和过度使用并不罕见。除了一般的酸痛、过度使用和肌肉拉伤，脊柱的关节也可能受到影响。这通常是一种尖锐的、强烈的损伤，令跑者感到非常苦恼。

关节突综合征

在急性情况下，脊柱关节或脊椎和骨盆交界处可能会发生炎症和刺激。一些常见的损伤结果和表现被称为椎间小关节综合征或骶髂关节功能障碍。这些损伤的共同特点是对关节本身的刺激——骨与骨之间发生的炎症。这种情况发生在本不应该有太多运动的部位。有时，甚至会出现骨与骨之间的摩擦，这可能会引起剧烈的、尖锐的疼痛，需要数周时间才能缓解。越激活骨盆和脊柱周围的肌肉，其力量越大、越稳定，发生关节突综合征的可能性就越小。

案例研究：玛丽安娜（Mariana）

玛丽安娜前来进行物理治疗，她叙述在长跑中和长跑结束后下背部疼痛；但她说在短跑时下背部不容易疼痛。这种疼痛会持续若干天并影响日常活动，比如影响开车或长时间的坐姿工作。

观察： 在评估时，玛丽安娜表现出双侧髋关节旋转功能降低。站立时骨盆倾斜。在跑步时下背部过伸，下背部过度旋转，肩胛和胸椎活动减少。髋关节伸展受限；臀部肌肉力量减弱，腰背肌肉明显紧张。

诊断： 姿势综合征；如果不进行干预，她的情况可能会进展为腰椎病（下背部过伸导致椎间盘向前滑动移动）。

治疗： 治疗包括姿态再教育，具体方法是在玛丽安娜跑步时提示她呼气、上半身微前倾和保持肋骨下沉。同时结合髋关节松动术和加强深层核心肌肉力量，让玛丽安娜能够在跑步时保持良好的姿势，避免因错误的运动机制而疲劳。治疗后，玛丽安娜感觉自己能够更好地保持正确的姿势。她已经意识到何时开始感到疲劳和出现过度伸展，学会了正确呼气并恢复正确的姿势。

椎间盘突出

对跑者来说，当下背部肌肉超负荷、疲劳或力量不足时容易出现脊柱和椎间盘损伤，比如腹部区域的稳定肌无法发挥其稳定脊柱的作用，或者由于关节受限。椎间盘突出的疼痛通常会局部化，但有时可能会向一条或两条腿放射。通常情况下，

注意

如果你被正式诊断为椎间盘突出症或椎管狭窄，虽然这并不意味着必须停止跑步，但我们建议与经验丰富的物理治疗师合作，学习正确的姿势、力学特征并进行力量训练，以减少再次加重损伤。本书无法替代实际的物理治疗。此外，如果你感到腿部有疼痛、灼烧、刺痛或麻木的感觉，这可能是神经受到影响。最后，如果你感到腿部出现新的无力感（常伴随下背痛），请尽快就医。

出现该问题后应避免进行冲击性活动，进行温和的运动和力量训练有助于缓解疼痛，但有时椎间盘的炎症可能会引起神经问题或下肢放射疼痛。如果你出现任何新发生的肌肉无力症状，请尽快就医。

治疗

如果你存在下背痛，第一步要确定是肌肉紧张、肌肉无力，还是两者的组合引起了你的疼痛。我们将治疗分为4个类别：上背部和胸椎的紧张，核心肌肉无力，髋紧张，以及髋无力。如果你不确定从哪里开始，可以从处理上背部（胸椎区域）和骨盆开始。

上背部和胸椎区域紧张

胸椎活动受限制非常常见，尤其是久坐办公室的人更为普遍。如果一直都是这样的，那更有理由去关注你的活动，因为小小的关注可以带来长远的效益。

以下是一些可以改善胸椎活动度的练习。

泡沫轴胸椎放松

仰卧，双手放在头后，胸背部横放一根泡沫轴，从中背部到上背部（图9.4a）进行滚动。选择围绕肩胛骨的区域，例如肩胛骨下方、肩胛骨之间和肩胛骨上方，并根据僵硬度或受限的地方进行调整。向下滚动止于肋骨下缘。

双肩抬起至泡沫轴上方，进行向后伸展（向后倾）（图9.4b）。这个过程中应该感觉非常舒展，甚至可听到一两声关节的弹响声。之后再次卷起胸腔，然后再进行向后伸展，如此往复三四次。

接下来，将肩和肘一起向左和向右扭转，在水平面上进行旋转运动（图9.4c）。最后手臂绕肩关节进行三次顺时针和三次逆时针的环绕动作（图9.4d）。

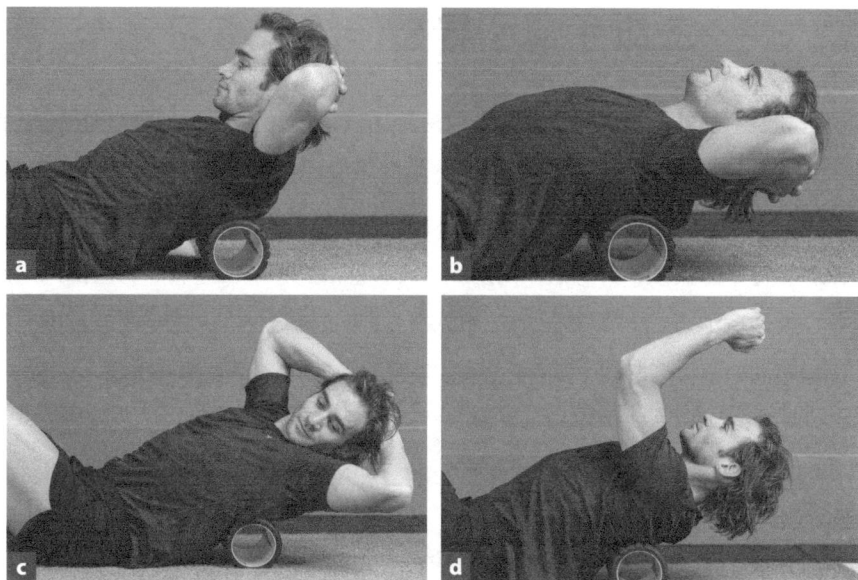

图9.4 泡沫轴胸椎放松：a. 起始位置；b. 后仰；c. 旋转；d. 手臂画圈

穿针式

跪姿，双手双膝着地支撑。将一侧手放在脑后，然后该侧手的肘向天花板翻转，尽量让胸最大幅度地外旋，以打开胸腔（图9.5a）。之后将手从脑后放开，将该侧手臂从支撑手臂和膝之间的空间穿过，让胸部最大幅度地内旋，让背部充分拉伸（图9.5b）。每侧重复10次。

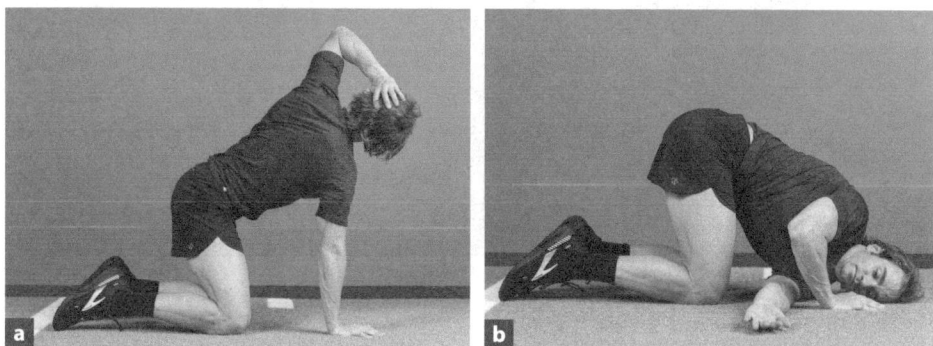

图9.5 穿针式：a. 抬肘向上；b. 伸手穿过

三维手臂引导拉伸组合练习

将一侧手臂抓住椅子面固定，或者保持静止。另一只手臂引导胸椎进行三维平面运动。首先，将手臂摆起并越过头顶，然后向下向后摆动（图9.6a和图9.6b）。不要害怕运动幅度较大，稍微加速并获得一些动力可能会有帮助，动作重复5~10次；接下来将手臂举过头顶，并努力伸向对侧方向，然后向下弯曲手臂，将肘部向对侧推动（图9.6c和图9.6d），同样重复5~10次；最后，手臂外展，感受肩部肌肉略微紧张，向后和向前推拉肩胛骨（图9.6e和图9.6f），每侧每个方向各重复5~10次。

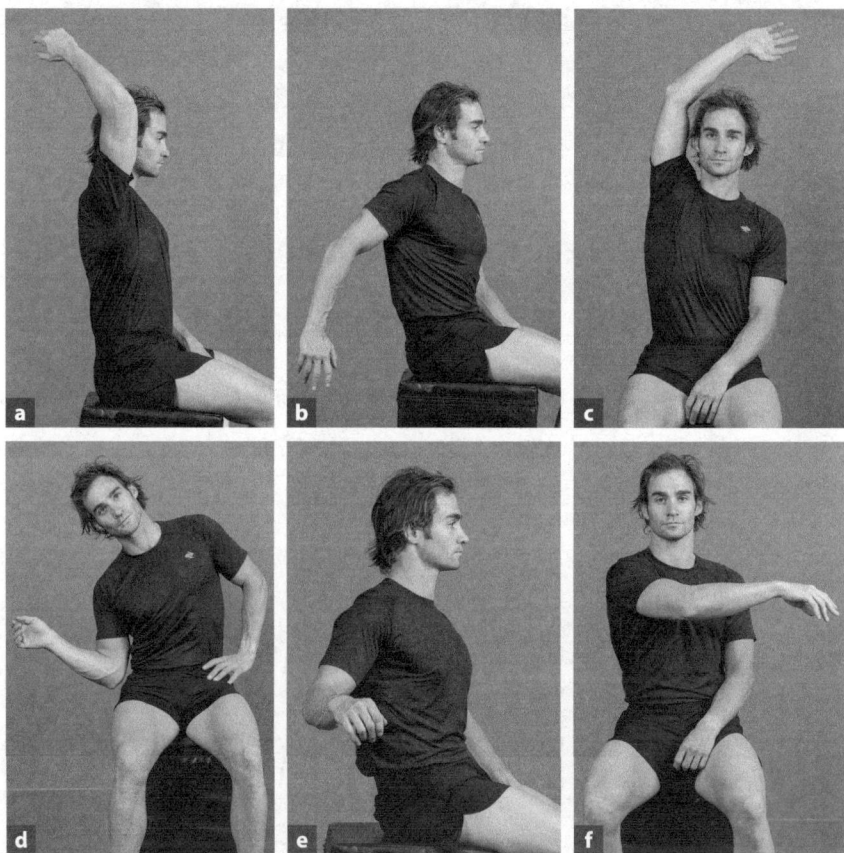

图9.6 三维手臂引导拉伸组合练习[1]：a. 肩屈曲；b. 肩伸展；c. 肩外展；d. 肩内收；e. 水平外展；f. 水平内收

[1] 三维手臂引导拉伸组合练习引自格雷学院。

跑姿弓步练习（重点注意手臂主导）

跑姿弓步练习可以将上半身和下半身的运动学机制进行很好的整合。练习时，一只脚稍微向前迈出（想象你正在跑步），之后练习摆动手臂和肩膀前后摆动。保持眼睛向前看，脚、膝和髋稳定。一侧的手臂向前伸出，同时另一侧的肩膀和肘部向后收（图9.7a）。在这个过程中，你会感到肩膀前、后侧的肌肉在激活。可以尝试在练习中负重（例如哑铃），看看你是否可以感受到在使用较重的重量时腹斜肌的参与。

作为该练习的进阶，单腿站立保持平衡，同时摆动双臂，激活臀肌和腹斜肌（图9.7b）。

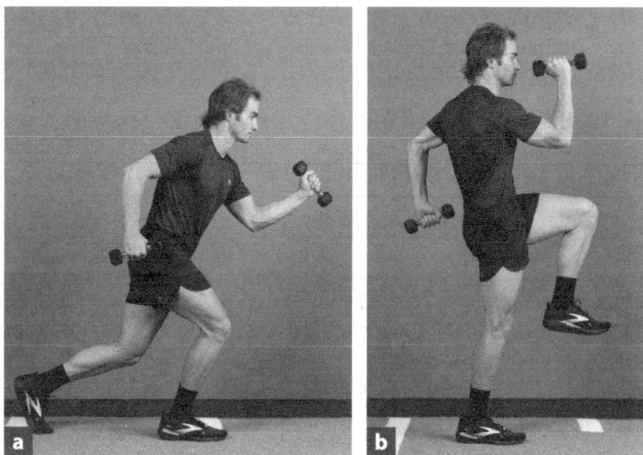

图9.7 跑姿弓步练习（重点注意手臂主导）：a. 腿下落；b. 腿上抬

核心肌肉无力

当讨论下背痛问题时，首先想到的是核心力量。那么核心力量到底有什么作用？它又能如何帮助缓解疼痛呢？腹斜肌辅助的胸椎旋转是跑步运动学的主要组成部分之一，因此拥有足够的腹斜肌力量有助于减少代偿性的下背部旋转（Raabe and Chaudhari, 2018）。强大的深层核心肌肉可以帮助支撑和稳定脊柱，从而减轻下背部疼痛。在跑步步态周期中，腹部区域的稳定肌肉提供对下背部上下相邻区域旋转产生力矩的抵抗。拥有强壮的核心肌群（膈肌、腹斜肌、腹横肌、多裂肌和盆底肌）有助于保持骨盆和肋骨位置，以实现最大的稳定性，形成动态强有力的核心。从而令上下肢能够正常运作，甚至有助于改善各种胃肠道问题。

　　如果你想增强核心力量，首先要学会识别和激活不同的腹部肌肉，然后再进行进一步的力量训练。

激活

　　腹横肌：腹横肌（TA）是非常重要的核心肌肉。腹横肌有助于消化、姿势控制和盆底控制，在保护下背部的同时让身体保持直立。由于不良姿态、呼吸机制、外伤或分娩等原因，这块肌肉可能会变得非常无力。腹横肌无力是引发腰背疼痛和一系列其他问题的主要原因。

　　检查你的腹横肌是否正常运作的最佳方法是仰卧，双手放在髋骨内侧，收紧腹部，然后发出"嘘嘘"的声音，感觉正在收缩的肌肉就是腹横肌，应该就在你的指尖下方。你应该感觉到一条深层的肌肉带横贯至下腹部。保持这个收缩状态进行5~10次呼吸。这是对腹横肌的激活和单独练习，稍后会介绍功能性动作。

　　腹斜肌：为了单独练习腹斜肌，可以尝试侧向平板支撑（图9.8）。侧卧，膝屈曲，手肘撑起身体，进入侧向平板支撑姿势。将上方的手臂伸向前方，这样你的躯干会稍微朝向地面旋转，能感到上背部伸展，尽量使骨盆和肋骨处于一个平面内。

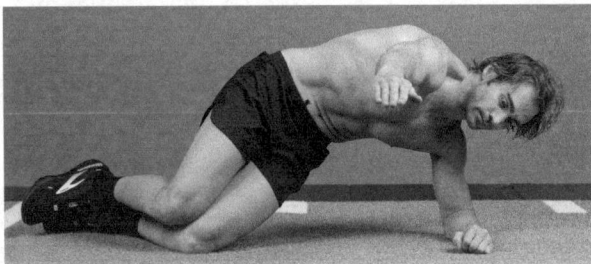

图9.8　侧向平板支撑

　　多裂肌：多裂肌是人体后侧链的肌肉，对脊椎稳定至关重要。为了激活这块肌肉，可以坐在按摩床旁边，或者站立，双手握拳，从按摩床下方向上推压按摩床面（图9.9）。你会感觉到背部肌肉的激活，此时多裂肌在参与工作。这种锻炼很适合在白天工作时做。

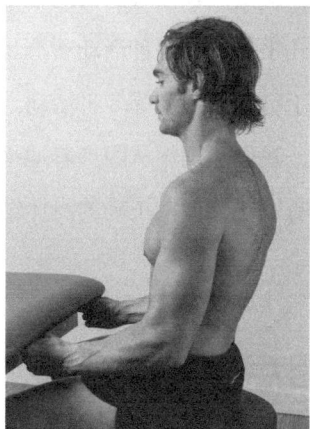

图9.9 多裂肌激活

膈肌：单独激活和练习膈肌相当有挑战性，但如果你的腹部、脊柱稳定肌肉和盆底肌都在参与，并且肋骨和骨盆之间有良好的相对位置，那么你的膈肌状态良好，能够正常发挥功能。

盆底肌：这个关键的肌肉群由12块不同的肌肉组成，通常容易被忽视，但在核心稳定性和保护腰部免受伤害方面起着关键作用。上述核心肌肉中有任何一个功能不佳，都可能出现盆底肌肉过度紧张（过度活跃，以用来代偿核心肌肉）或功能不足（无法正确稳定和激活）的情况，这可能是受伤的主要原因。如果你曾经患有大小便失禁，其他治疗方法没有效果，那么盆底肌功能障碍可能是潜在原因。

腹直肌：对于跑者来说，拥有强壮的腹直肌不是那么重要。为什么呢？这个肌肉是一个产生矢状面运动的快速收缩肌肉，在你呕吐或排泄食物时非常有用（本质上，它是你的"呕吐肌"）。对跑者来说，过于发达的腹直肌可能会阻碍适当的旋转和交叉链（臀肌和腹斜肌的协调运动）动作。

平板支撑核心训练

在更复杂的动作练习之前，上述简单激活和分离练习是一个很好的起点。我们希望在练习全身和功能性动作之前，能够通过正确的身体结构排列和位置来募集这些核心肌肉，以更好地稳定脊柱。

可以坚持练习平板支撑，这是锻炼核心肌肉的最具功能性的方式。人类从四足动物进化而来，其核心肌肉几乎一直为各种活动所募集。在四脚着地的情况下，腹部肌肉不断地抵抗重力，用于行走、跑步等多种活动。

进行基础平板支撑之前，我们建议你从四点着地平板支撑开始。这是激活核心肌群的另一种绝佳方式，它有助于你保持正确的身体结构排列和位置（确保肋骨和髋部的正确位置）。

四点着地平板支撑

双手和双膝着地。将髋关节向前向后摇摆若干次（在瑜伽中被称作猫牛式），然后尝试找到这两者中间的位置——骨盆中立位。如果你不太确定骨盆中立位在哪儿，轻微地往内收髋部也可以。接下来，双手下推地面，将胸骨推向天花板；你会感到肩膀参与其中（前锯肌）。向前推让身体向前稍微移动，使鼻子刚好越过指尖（这会激活你的腹横肌）。保持这个姿势，最后，将双膝抬离地面，大约1英寸（约2.54厘米）高（图9.10）。现在，保持5次呼吸。在吸气时，专注将空气送入背部，并保持背部和骨盆静止，不要让自己向前摇晃。在呼气时，专注将肋骨向下和向内拉，将它们拉向骨盆。如果这比较困难，你可以从保持双膝着地开始练习呼吸，然后逐渐抬高膝关节离开地面。

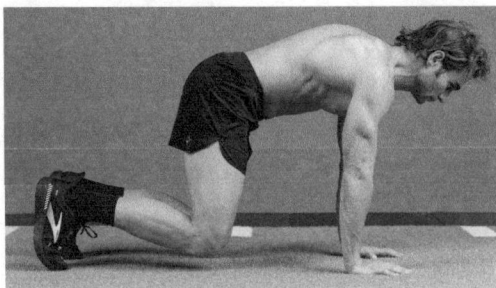

图9.10　四点着地平板支撑[1]

---

[1] 经修改并获得使用许可的四点着地平板支撑。版权所有©姿态恢复学院®2022。

从这项练习开始可以进阶为传统平板支撑（图9.11），但同样要确保保持肋骨和髋关节的位置，不要过度拱背。保持平板支撑姿势进行几次呼吸，而不是几秒，因为核心肌肉可以借助呼吸得到锻炼。

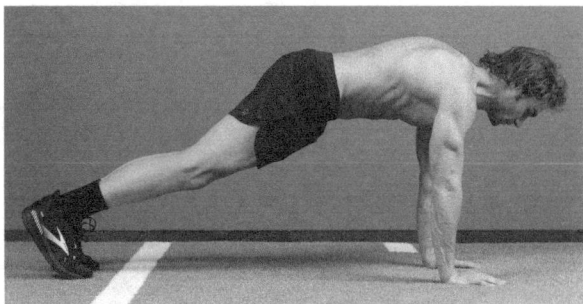

图9.11　传统平板支撑

三维髋主导平板支撑

与长时间保持静态的传统平板支撑不同，我们希望训练核心在功能上具有反应性，意味着腹部要在骨盆、手臂和腿部移动时起到稳定作用。因此，在核心练习中添加三平面运动是有益的。

采取传统平板支撑的姿势，双手放在地板上，手臂伸直，肩与肘、手呈直线。开始时，将骨盆前后倾斜，类似猫牛式，但保持背部水平。在骨盆移动时，你应该感到腹部肌肉在稳定身体，重复动作5~10次。接下来，将髋部向两侧横向移动，髋部始终保持与地面平行，重复动作5~10次。最后，加入旋转动作，或者说让一侧髋下降，每次前后旋转后回到中立位置。以上动作每个方向开始5次，逐渐增加到10次。如果想增加挑战，可以尝试使用腿或手臂为主导，将任一肢体进行上下、左右和旋转的三维运动。

侧向平板支撑提膝碰肘

侧卧，用手肘支撑身体，抬高髋部以进入侧向平板姿态（图9.12a），可以让双腿交错，以获得额外的支撑。将位于下方的膝和位于上方的肘向身体中线移动，直到它们接触（图9.12b），同时深呼气。你的核心肌肉会得到充分激活。

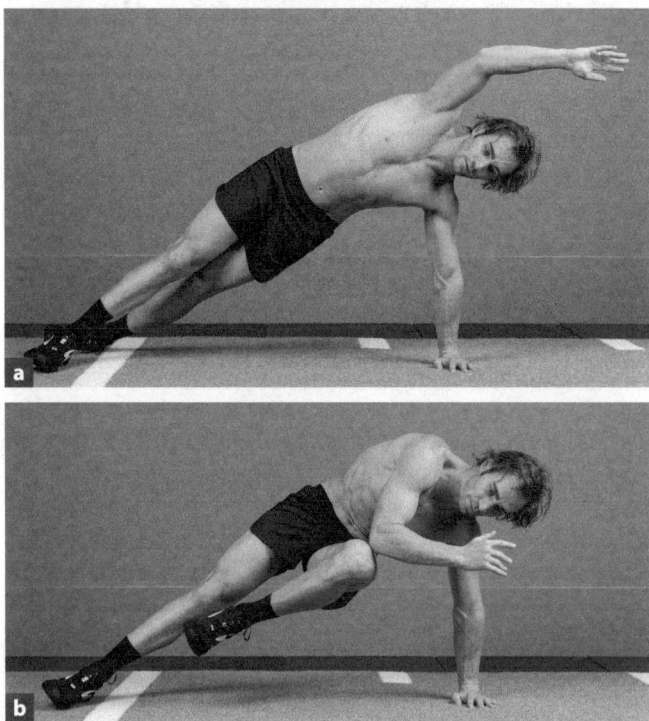

图9.12 侧向平板支撑提膝碰肘

髋部紧张

之前讨论的因素可能是骨盆过度僵硬。特别是如果你的核心力量较弱或核心功能不佳，身体将依赖髋部来保持稳定。反之，髋部的过度僵硬可能会导致后侧链上游出现问题。到目前为止，你应该明白髋部紧张可能会导致受伤。可以采用类似之前讨论的方案，允许在步态中出现适宜的髋旋转，以减轻腰椎的负荷。

我们还要强调在跑步时两侧骨盆相互旋转的重要性。骨盆本来应该主要由髋部肌肉来推动旋转，如果骨盆没有正常工作，那么下背部就会迅速进行代偿完成任务。这就是为什么要使肋骨和骨盆保持正确位置，并侧重于从髋部开始旋转，同时保持腹肌收紧，以防止脊柱发生过度旋转。

有关如何提高髋部活动度的详细信息，请参阅第8章的髋关节活动度部分。

髋部无力

臀肌、腘绳肌和其他髋部肌肉的无力可能导致跑者在寻求动力和向前推进时从脊柱而非正确的肌肉部位发力，从而产生代偿。除了进行关节活动度和步态再训练，还要加强臀肌和股四头肌力量，并进行功能性跑步训练，将所有要素紧密结合在一起。请参阅第8章中的髋部强化训练相关内容。

其他治疗

如果你是一名跑者且存在下背痛问题，还有一些额外的（更一般性的）因素需要考虑调查，包括跑鞋、路面和步频。旧的运动鞋如果支撑和缓冲不足，可能会导致下背部承受的负荷变大。与其他运动损伤一样，长时间在硬质混凝土路面上跑步也可能对下背部造成过度的压力。最后，就像步幅过大可能对膝、髋关节造成过度压力一样，它也可能导致腰椎承受过多的冲击，特别是在你有任何既往疾病的情况下。此时你应与教练或物理治疗师一起合作，调整跑步姿势和步幅，以减少对下背部的负荷和冲击。

小结

本章解释了一些常见的下背痛的原因，这些原因与上背部和身体其他部位有关。下背部问题也可能反映在身体的其他部位，从脚踝到颈部都有可能。为了避免这些问题，跑者的日常训练中应包括整个背部的活动度和力量练习。如果你无法确定疼痛的原因，请咨询专业人士。

第 3 部分

常见疾病

第10章

足底筋膜炎

足底筋膜炎也是跑者普遍担心的问题——足弓疼痛可能会干扰你的训练，早上起床时它会引发剧烈的疼痛，或者在锻炼后让你一瘸一拐。然而，在深入了解疼痛之前，我们需要了解什么是足底筋膜，以及它的功能是什么。

足底筋膜是一种致密的结缔组织（而不是肌肉），在跑步中的作用是充当杠杆臂，推动你向前。用专业术语来说，足底筋膜是连接你的跟骨与足部其他骨骼的韧带。它的作用是在着地时协助足弓下沉（内旋），然后在蹬地时切换回刚性的杠杆，推动你向前（外旋）（McDonald et al., 2016）。

足底筋膜炎的病因

足底筋膜炎或足底筋膜的炎症（图10.1）是一种比较棘手的损伤，处理过程或者结果可能令人沮丧。足部骨和足底筋膜的活动度过大或活动度不足都可能导致疼痛、炎症，严重时甚至会撕裂。

小腿的紧张也可能是导致足底筋膜炎很重要的因素，它导致足部和踝的活动度下降，使跑者更容易患足底筋膜炎或跟腱炎（我们将在下一章中介绍）。构成跟腱的组织直接连接足底筋膜，该区域的哪个结构受伤几乎是偶然的。

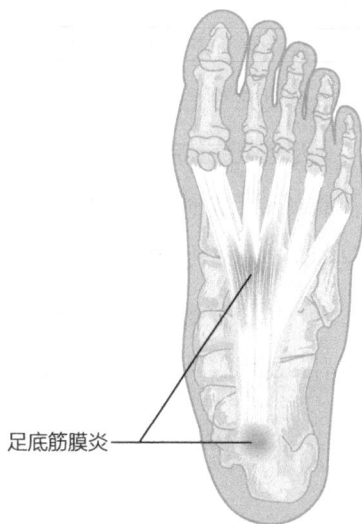

足底筋膜炎

图10.1 足底筋膜炎

诊断

足底筋膜炎最常见的表现是足底筋膜起点疼痛，即位于跟骨基底部，稍微向脚内侧的位置。

虽然较少见，但有时足底筋膜炎不会出现起止点疼痛；在某些情况下，它可能表现为足弓处的触痛或疼痛。此外，足底筋膜与胫骨后肌腱有一些共同的纤维，因此这两种结构（或"炎症"）之间可能存在一些交叉。由于存在共用纤维，有时候确诊会有些棘手。你可能同时患有足底筋膜炎和胫骨后肌腱炎，可采用综合治疗。

足底筋膜炎的症状通常在早晨会加重——典型表现是早晨从床上下地后那几步会感到剧烈疼痛。通常，随着筋膜及其附着肌肉的放松，疼痛会在活动或跑步时开始好转，但在晚上，随着筋膜冷却并再次开始僵硬，症状可能会加重。这是因为构成足底筋膜的是一种结缔组织，这种致密的结缔组织在足部用力或者运动时所承受的负荷和压力恢复较慢，容易发生炎症。

炎症本质上是一件好事：这是我们体内组织对施加在它们上面的不同力量所做出的反应方式——通过适应而变得更加强壮。问题出现在我们没有为组织提供足够的工作间歇适应时间，而且我们让仍在恢复中的组织继续发生炎症。足部尤其棘手，因为即使在跑步间歇期恢复，我们仍然要保持日常的站立或步行，让这个部位完全休息几乎是不可能的。

尽管足底筋膜炎以多种不同的方式出现在足部，但请记住这并不是唯一影响足部的损伤。其他可能引起足部疼痛的伤害包括足底筋膜的实际撕裂、应力性骨折、足部深层小肌肉拉伤、神经瘤或骰骨综合征。（请记住：本书不能替代向你的医生、足外科医生或物理治疗师进行咨询，以找到你受伤的根本原因。）如果你确信自己患有足底筋膜炎，即足底筋膜的炎症，请继续阅读。

过度活动与活动不足

通常情况下，足底筋膜炎可分为两个主要类别：足弓过度活动或足弓活动不足。

传统上，足底筋膜炎与足弓活动过度有关。过度活动是一个用来描述身体某个部位活动过多的术语。足弓的过度活动在行走和奔跑时表现为过度内旋（足弓下沉），导致足底筋膜过度拉伸和超负荷。

另外，在跑步人群中，足底筋膜炎与足弓活动不足或足弓僵硬（足弓无法下沉）的情况并不少见。这会导致运动受限、血液流动不畅及冲击力在组织中分布不均。

　　扁平足（即足弓塌陷明显）的跑者其足弓仍然会出现活动受限或者僵硬，内旋和过度活动并不总是一起发生的。另外，一个拥有高足弓和外旋足的跑者仍然可能具有很大程度的运动和灵活性。要想迈出健康、高效的步态，关键在于你的足部在移动时可以有效地在外旋和内旋之间自如切换。

　　要正确治疗足底筋膜炎，就必须确定你的疼痛是由过度活动引起的还是由活动不足引起的。在下面的内容中，我们将详细介绍这两个类别，并提供各自的示例以及治疗方法。

足弓过度活动型足底筋膜炎

　　如果你容易磨损鞋子内侧边缘（最靠近肚脐或中线的部分），难以激活你的足弓，或者有脚踝较弱或平衡不佳的问题，那么你可能存在足部过度活动的问题，属于足弓过度活动的类型。

足弓活动不足型足底筋膜炎

　　如果你容易出现小腿非常紧绷的情况，或者发现你的跑鞋外侧（靠近肩外侧而不是肚脐）出现了磨损迹象，那么有可能是你的足部运动不够。除了天生的生理结构，之前的足部受伤也可能导致你的足部更加僵硬，从而出现一种代偿性的、受限的步态模式。

足底筋膜炎的治疗与预防

　　正如我们所解释的，足底筋膜炎的根本原因可能涉及不同的因素。因此，治疗方法会根据潜在原因的不同而有所不同。

　　如果是足弓过度活动型足底筋膜炎，则需要加强足部肌肉力量，以减轻足底筋膜的过度负荷，可以通过激活足底固有肌和足弓来实现。参阅第5章以了解适当的锻炼。

　　如果是足弓活动不足型足底筋膜炎，应将治疗重点放在放松和松弛足弓上，以提高整个足部的活动度。这可以通过一些练习来实现。有关足伸展的技巧和内旋导向练习可以在第5章中找到，第6章中介绍了三维小腿拉伸及小腿泡沫轴和球滚动练习。

案例研究：凯西（Casey）

凯西在几周前进行了一次 10 英里（约 16.09 千米）的跑步后，足弓开始疼痛，于是他来到物理治疗中心。凯西说那次跑步比他平常的距离要长一些，而且有些路段的地形比较不平坦，所以他不确定是不是这次跑步导致了他的足部不适。凯西说他休息了几天，进行了足弓冰敷和小腿拉伸，但症状没有得到改善。

观察： 走路时，凯西的脚每迈一步都会明显向内翻滚。当要求他单脚站立时，凯西的脚也会向内翻滚，无法保持平衡。他的鞋子内侧磨损比外侧更为严重，而且当凯西跑步时，臀部会产生左右晃动。

诊断： 足弓过度活动型足底筋膜炎。

治疗： 除了促进足弓血流的软组织治疗，对凯西的治疗还包括进行足弓强化锻炼（参见第 5 章），臀部和髋部强化锻炼（参见第 7 章和第 8 章），以及神经肌肉重塑，以同时锻炼到凯西的足弓和臀部肌肉。物理治疗师还建议凯西穿有足弓支撑的鞋子，以减轻足底筋膜的负担，让发炎的部位痊愈，然后再开始慢慢恢复跑步。

案例研究：亚历克斯（Alex）

亚历克斯前往物理治疗中心，主诉足弓疼痛，这种疼痛是在他几周前进行了一次剧烈的间歇性锻炼后出现的。亚历克斯说，尽管他让自己的脚休息，进行了冷敷，拉伸了小腿，但症状并没有任何改善。

观察： 亚历克斯行走时，他的脚几乎不会内旋。他也很难保持平衡，会更倾向于使用脚外侧来维持稳定。当亚历克斯跑步时，有很多弹跳动作，小腿肌肉过度活跃，着地时脚外侧着地，踝关节几乎没有运动。

诊断： 足弓活动不足型足底筋膜炎。

治疗： 亚历克斯的物理治疗师进行手法治疗以减少足弓和足底的紧张感，活动跟骨和足弓，并促进脚踝内旋。治疗还包括动态拉伸小腿的练习，增加内旋和适当关节负荷的练习，以及在行走和跑步时放松足弓并用脚内侧着地的提示。在早期，物理治疗师建议亚历克斯在进行所有负重活动时穿有支撑功能的鞋子，以减轻足底筋膜的负荷并促进愈合，但随着症状的缓解，亚历克斯能够承受赤脚负重的时间逐渐增加。物理治疗师还使用肌贴来增强亚历克斯在站立和行走时让足弓放松的本体感觉。

根据损伤的严重程度不同，你可以穿上支撑性鞋袜，以减轻足底筋膜所承受的压力。这不是治疗足底筋膜炎的长久之计，但在短期内可以缓解炎症。如果你在行走时感到剧烈疼痛，尤其是导致你跛行或引起脚其他部位的疼痛，你可能属于这种情况。像勃肯鞋类型的凉鞋、支撑性运动鞋或矫形鞋垫都可以支撑足底筋膜。一个好的经验法则是，如果在穿日常鞋、运动鞋或矫形鞋垫时足弓感到放松，那么它就可能发挥了作用。矫形器不必太花哨，研究证明，在大多数情况下，当你试图缓解足底筋膜炎时，从足外科医生那里购买的非处方矫形鞋垫与定制矫形鞋垫一样有效。不过，如果你仍然出现症状，我们建议你寻求专业的医疗治疗。

如果你患有慢性足底筋膜炎，治疗通常需要更积极一些。这时腓肠肌拉伸、泡沫轴滚动、扳机点疗法、软组织松动、自我按摩和筋膜释放（参见第4章）可能会有帮助。

训练注意事项

在训练周期中发生足底筋膜炎时，跑者经常会问："我是否可以继续跑步？"虽然单纯的足底筋膜炎不一定要停止跑步，但需要考虑很多事情。其中一个重要因素

骰骨综合征

骰骨综合征通常会被误诊为足底筋膜炎。虽然它们有相似的起因（都可能来自足弓的过度活动或活动不足、急性外伤或反复性压力），但这两种损伤确实存在一些关键的区别。骰骨综合征是指位于脚外侧的骰骨或腓肠肌腱发炎和可能的脱位，腓肠肌腱越过骰骨，然后缠绕在脚底，构成足弓的一部分。

尽管骰骨综合征和足底筋膜炎是不同的损伤，但适用于相似的治疗方法。首先，你需要诊断足弓是否过度活动或活动不足，然后按照建议的康复运动进行治疗。对于骰骨和腓骨外侧肌，泡沫轴滚动和软组织按摩可以放松与骨连接并动员的肌肉。足部的这个区域通常会受限，导致不均匀的负荷分布。有时，骰骨综合征需要物理治疗师或整脊师进行特殊矫正手法，被称为"骰骨鞭打"。这个过程可以重新调整骨骼，并促进健康的关节运动学。如果你正在接受这些专业人士的治疗，他们会告诉你是否适合这种矫正手法。

夜间夹板

我们经常被问到的一个问题是，夜间夹板是否适合你。这是一个棘手的问题。夜间夹板可能有助于一些患者缓解症状，但它并不是一种"一刀切"的解决方案。

试着在一天中，尤其是晚上，注意脚的休息姿势。你是否发现自己经常把脚趾指向前方，或者你的脚是否自然倾向于更多的跖屈和内翻的位置（这会使你的跟腱处于缩短的状态）？你睡觉时是否将脚跖屈（比如，趴在床上伸直双腿，脚背朝下）？任何一个姿势过多都可能适得其反，因此使用工具来帮助你的脚以另一种姿势保持一段时间可能会有所帮助。

如果你的双脚始终保持同一种姿势，而你正在应对足底筋膜炎或跟腱炎的问题，那么夜间夹板值得一试。它可能有不同程度的功效，但几乎不会有任何副作用。如果它没有效果，则可以停止使用。此外，你不需要整夜佩戴它，使用几小时也可以取得效果。

是代偿。阿吉拉德博士曾在患足底筋膜炎期间坚持跑步，由于足底筋膜炎而产生了代偿性的跑步步态，导致足外侧小拇趾发生应力性骨折。我们通常不鼓励患有足底筋膜炎的跑者进行速度训练，而是鼓励他们尝试每隔一天跑一次，直到症状开始改善。根据损伤的严重程度，过于严重可能需要长时间停止跑步。

小结

尽管本章涵盖的内容在处理足底筋膜炎时作为首要措施非常有用，但找到问题的根本原因也至关重要。寻求专业帮助更有用，尤其是对于足底筋膜炎这种容易成为慢性问题并在跑步时引起代偿的情况，因为它会导致更多问题。

第11章

跟腱炎

跟腱是人体最强壮的肌腱。它赋予了人类行走、跳跃和奔跑的能力。事实上，跟腱是将我们与灵长类动物进行区分的关键结构，它使我们比包括马在内的许多其他动物更能有效地奔跑！

然而，由于它对我们的跑步步幅至关重要，因此跑步时不可能不对这条肌腱施加很大的压力。公平地说，跟腱就是用来承受压力的，它可以吸收多达我们体重8倍的地面反作用力，这样是为了高效地传递能量并推动我们前进。但它也因此成为跑者身体上最常受伤的结构之一。

先在身体上找一下跟腱。找到小腿肌肉并顺着腿向下走，你会发现它在靠近脚跟时开始变窄。这就是你的跟腱（图11.1）。

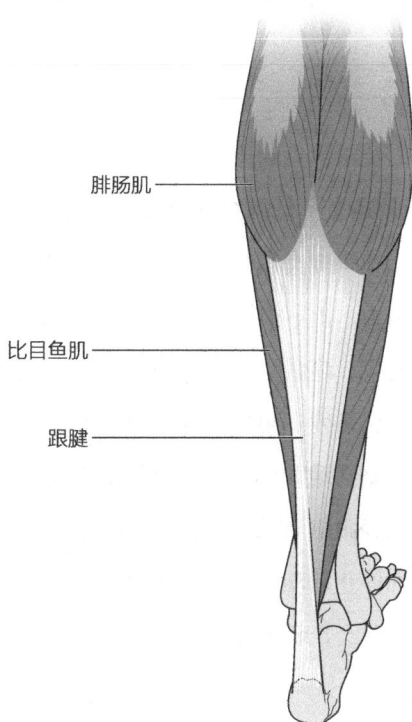

腓肠肌

比目鱼肌

跟腱

图11.1 跟腱

跟腱炎的原因

跟腱炎以及其他跑步损伤的常见原因之一，是过早地做了太多的工作。随着时间的推移，组织的适应性会随着施加在组织上的负荷或压力的增加而慢慢发生。每周跑步距离或锻炼强度就是跑步负荷或压力的例子，过快地增加跑步强度或距离，并不能让你的跟腱有时间适应增加的需求，这时就可能出现损伤。

另一个原因与跟腱本身的关系不大，而是与跟腱周围的结构有关。这是一种特殊的结缔组织鞘，称为腱鞘。腱鞘的作用是保持跟腱润滑，以便顺滑地传递其所受到的力量。如果跟腱周围的腱鞘变得僵硬或受限，就会引发炎症和损伤。事实上，我们通常所称的跟腱炎往往是跟腱周围腱鞘的损伤或炎症。脚踝、足弓或足底筋膜僵硬会导致跟腱周围受限，从而引发跟腱炎。这可能是由于小腿肌肉紧绷，或由于跑步步态的缺陷或代偿而使小腿过度疲劳造成的。

诊断

跟腱炎的诊断表面上来看是很明确的：在跟腱结构上或周围出现的任何疼痛、炎症或不适通常被诊断为跟腱炎（图11.2）。

跟腱炎在早期可能只在跑步或跳跃时出现症状，但它可能会进展到当脚趾向上用力、上下楼梯，甚至在平坦的地面上行走时都会出现症状。通常，随着身体逐渐适应，症状会减轻，但当活动停止时，症状又会复发。出现这种情况的原因是，当身体开始活动和热身时，小腿肌肉会松弛，从而减轻跟腱和周围结构的一些压力。然后，当你停止活动，肌肉再次收紧时，对跟腱的压力又会重新出现。

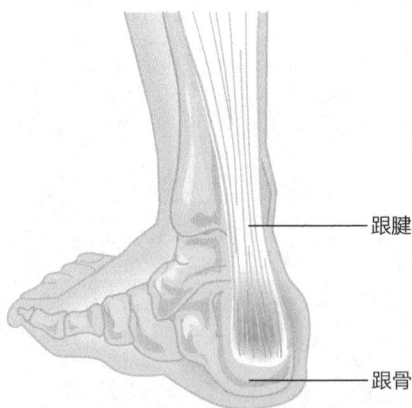

跟腱

跟骨

图11.2　跟腱炎常见部位

肌腱炎与腱病

如果不及时治疗，跟腱炎通常会进展为跟腱腱病。然而，区分这两种损伤可能会比较棘手。从诊断的角度来看，最简单的判断标准是时间。

在临床上，如果你接受物理治疗师的评估，你可能会被问症状持续多长时间了。如果症状持续时间不超过6周，他们可能会诊断你患有肌腱炎。正如我们所讨论的那样，肌腱炎是由过重、突然或过度应力导致肌腱微小撕裂而引起的肌腱炎症。随着时间的推移，这些微小撕裂可能会导致更严重的组织退化，以及肌腱或与之相连的跟骨解剖结构的变化，进而导致腱病（Bass, 2012）。因此，如果症状持续时间超过6周，你可能会被诊断为腱病。

腱病（图11.3）是由于肌腱胶原蛋白长期过度使用而导致的退化。这种情况下，肌腱不是因为超负荷而发炎，而是增厚和增加了硬度。错位的、不成熟的胶原纤维开始积聚，这意味着它们没有提供有力的、平行的排列来承受负荷，而是结构混乱，没有结构稳定性（Asplund and Best, 2013）。

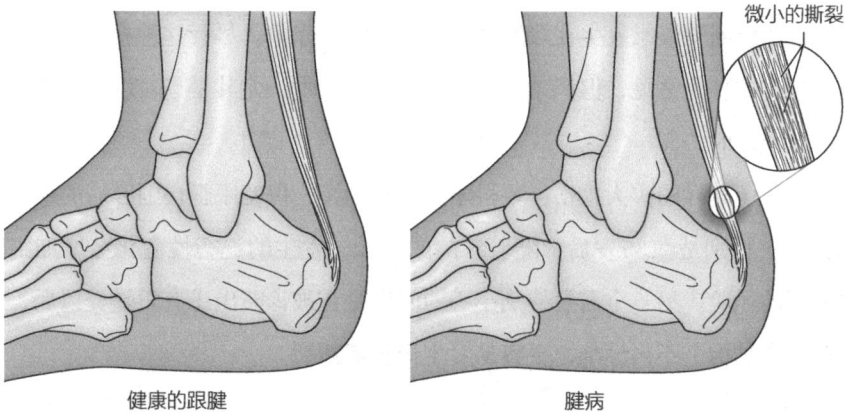

微小的撕裂

健康的跟腱　　　　　腱病

图11.3　健康的跟腱和腱病

案例研究：摩根（Morgan）

摩根前来进行物理治疗，抱怨他的小腿后部在小腿和脚跟之间的中间位置疼痛和肿胀。摩根说他已经停止锻炼计划一段时间了，上星期第一次跑了10次200米的上坡冲刺。摩根说，在活动期间，他感觉完全没有问题，但回到家后，他开始感到脚跟疼痛。

观察：摩根在行走时有轻微的跛行，因为他感到脚跟疼痛。

诊断：跟腱炎。

治疗：摩根的治疗包括由物理治疗师进行的小腿、足弓和跟腱的软组织松动和格拉斯顿技术。在伤病康复的急性期，物理治疗师会指导他穿垫高足跟的鞋两周，同时进行小腿拉伸。一旦摩根能够无疼痛地行走，治疗将进展到小腿力量强化、跳跃负荷和后链神经肌肉再教育（使小腿、腘绳肌和臀部协同工作）。摩根的损伤是突然发生的，因此在几周后才开始进行离心力量练习（更多讨论参见第133页）。

肌腱断裂

急性肌腱断裂最常发生在爆发性奔跑或跳跃动作中。尽管这种损伤在诸如篮球等体育项目中更为常见，但偶尔也可能在跑步时发生，尤其是当速度较快或已存在慢性肌腱炎症时。

为了避免这样的重大损伤，要科学地进行训练，保持跟腱周围区域的适当活动度和力量。特别是在35岁后，随着年龄的增长，发生的退行性变化会增加跟腱撕裂或断裂的风险。另一个需要特别小心的时期是在被诊断出患有肌腱炎以后，因为你的肌腱在结构上不再健全，更容易发生撕裂或断裂。

跟腱炎和跟腱腱病的治疗与预防

跟腱损伤的治疗方法因属于肌腱炎还是腱病而有所不同。尽管这两种损伤的治疗有一些重合之处，但了解它们的区别可以提高愈合的效果。

足跟增高垫

在跟腱炎急性阶段，当跟腱肿胀和发炎时应尽可能保护跟腱免受额外的压力，这时使用足跟垫可能会有所帮助。我们通常建议患者穿鞋跟较高的鞋子，这可以大大减少行走和跑步时跟腱所受的压力。但请注意，这只是一个临时的解决方案。限制运动可能会缓解疼痛和炎症，但无法从根本上解决问题，即跟腱无法承受负荷。一旦炎症得到缓解，应重新引入运动让跟腱承受负荷，以增强其韧性并防止再次发生损伤。

谨慎拉伸

尽管定期的小腿拉伸可以有效预防跟腱炎，但在跟腱炎急性期，过度拉伸小腿可能会导致过度劳损，进而导致疼痛和炎症加重。轻柔的拉伸通常是可以的，但强行将小腿重度拉伸并不能治愈跟腱炎，反而会使情况变得更糟。有关如何有效拉伸小腿的更多内容，请参阅第6章中的三维小腿拉伸。医生或物理治疗师有时会开处方使用夜间夹板来治疗跟腱炎，这些在第10章有讨论。

自我筋膜释放和按摩

虽然小腿拉伸应该尽量轻柔地进行，但用泡沫轴滚动或按摩小腿可以减轻对跟腱的压力，可以稍微更用力一些（有关方法参见第6章）。这对于肌腱炎和腱病损伤都有帮助，还可以从根本上预防跟腱炎的发生。

我们还建议对跟腱及其周围组织进行专门的松动，通过释放腱鞘内的束缚，让跟腱在鞘内来回滑动。用手指轻轻按摩跟腱可以促进这种活动（图11.4）。坐在地板上，双腿伸直，脚趾向上，将一条腿交叉放在另一条腿上，这样方便摸到跟腱。你也可以将曲棍球放在跟腱上方，逐渐向上按摩，同时进行踝关节上下活动或画圈，以达到主动释放的目的。

如果你觉得这种动作难以自行操作，那么可以请教受过跑步损伤专门培训的物理治疗师，他们可以帮助你处理较为顽固的肌腱问题。

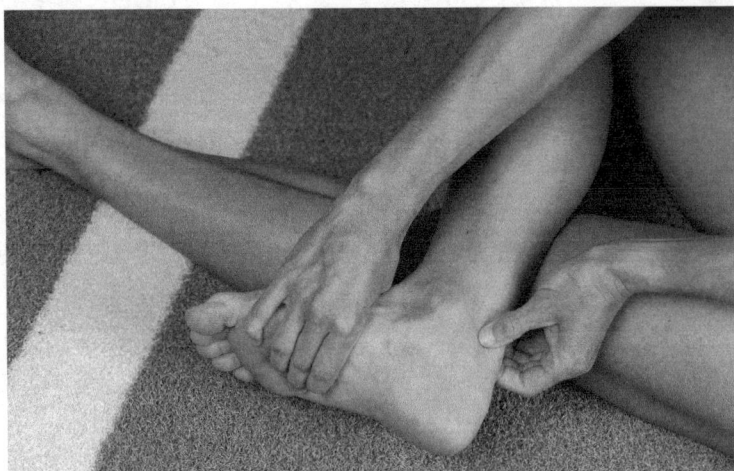

图11.4   跟腱的自我按摩

加压包扎

通常情况下，加压包扎有助于促进被压迫区域的血液流动，从而加速康复过程。因此，弹力袜、弹力袖套或弹力靴子对于治疗跟腱炎和腱病也非常有用，而且，它也很方便：你可以在跑步后或在家里穿，甚至在睡觉时穿弹力袜。

目前，还没有证据证明在跑步过程中使用加压包扎可以预防或治疗跟腱炎。然而，有证据表明在跑步时使用加压包扎能减轻疼痛。这听起来像是掩盖症状，但实际上是符合慢性损伤处理的治疗逻辑的。慢性损伤的问题之一是大脑对受伤区域的不适变得极度敏感。例如，在跟腱发生腱病时，肌腱周围的神经变得特别敏感，导致受伤区域的疼痛感增加。这里关键词是"感知"——你的损伤未必还在，但神经对轻微的刺激产生了反应，因此你的身体"感受到"了疼痛。一旦慢性损伤得到了妥善处理，例如加压包扎，大脑对此处的疼痛感知就会明显减少。

离心力量练习

如果你的跟腱曾经有过慢性损伤，那么你应该熟悉离心小腿力量训练，或者阿尔弗雷德森（Alfredson）方案，该方案被认为是跟腱炎和跟腱腱病治疗的黄金标准。阿尔弗雷德森是一名骨科医生，曾长期遭受跟腱疼痛的折磨。为了使自己的肌腱断裂，好让同事为他做手术，他开始用小腿肌肉的离心收缩（被认为是最强、最剧烈的肌肉收缩）给肌腱施加尽可能大的负荷。令他惊讶的是，他发现自己的肌腱非但没有像他预想的那样断裂，反而愈合了。

阿尔弗雷德森医生发现了这一现象后，对跟腱进行重复性离心负荷练习被成功用于治疗跟腱腱病。离心负荷在促进慢性受损区域的血液流动方面非常有帮助，它能促进新的胶原纤维持续发展，从而有助于恢复这些纤维的排列，增加其强度和抗负荷的弹性能力。

然而，如果你打算进行离心负荷练习，请务必正确操作并在适当的条件下进行。如果你正处在肌腱炎或组织急性发炎期，离心练习可能会加重症状。只有在处理慢性症状而不是急性炎症或肿胀时，或者在医生或物理治疗师同意的情况下，你才可以进行离心负荷练习。

建议最初进行双腿离心训练（许多运动员称为提踵）：双脚站立，双脚下落。重点应放在缓慢、有控制的下降过程（图11.5a）。虽然研究建议尽可能多地进行重复动作，但10~30次的重复已经足够。如果你在完成30次动作后24~48小时内无疼痛感且症状没有加重，就可以将动作升级为双脚站立，单脚下落（图11.5b）。然后，当训练可以忍受且不再引发任何症状时，下一步就是两脚站立，同时脚跟在台阶或斜坡上悬空，使脚跟下沉超过中立位。这样可以很好地拉伸肌腱，并在多次重复时有助于混乱的胶原纤维重新排列（图11.5c）。最后一步是在台阶上双腿站立，单腿下落，同时让脚跟悬空（图11.5d）。

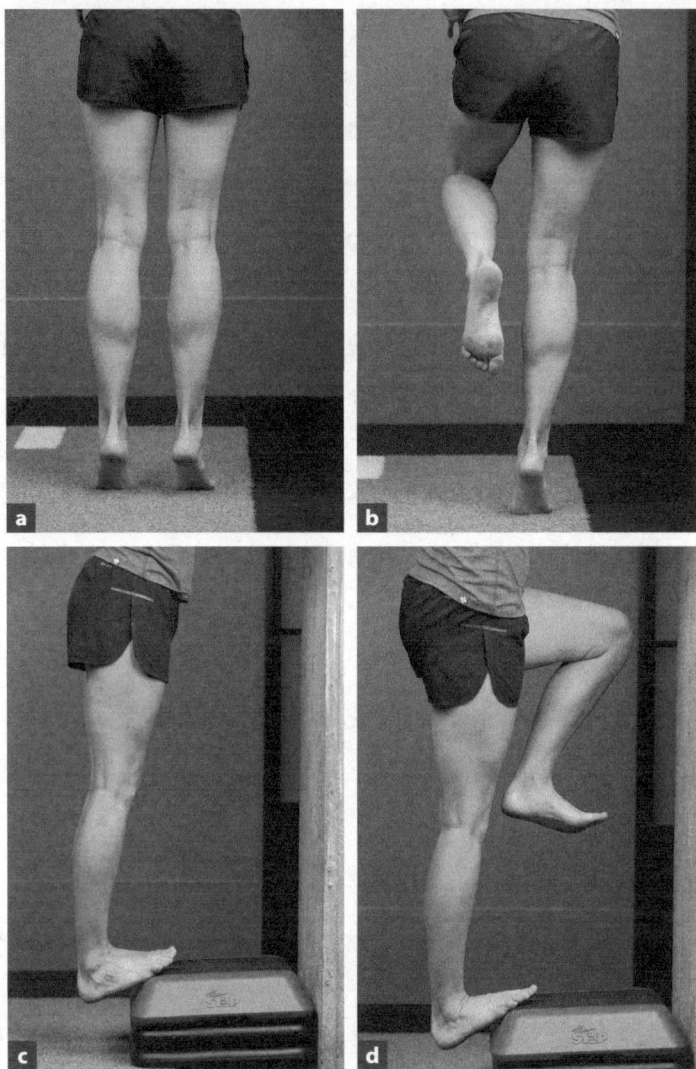

图11.5 阿尔弗雷德森方案：a. 双腿站立，双腿下落至中立位；b. 单腿站立，单腿下落至中立位；c. 双腿站立，双腿下落超过中立位；d. 单腿站立，单腿下落超过中立位

案例研究：泰勒（Taylor）

泰勒来进行物理治疗，主诉脚跟疼痛已经持续了几个月。泰勒说他的脚跟感觉有些不对劲已经有一段时间了，而且在他的记忆里，自己断断续续会有脚跟疼痛的困扰。在过去的几周里，这种情况似乎有所恶化，泰勒担心他的跑步姿态出现了问题。

观察结果：泰勒的跟腱比正常情况要粗，而且他感觉脚跟底部（跟腱附着于跟骨处）疼痛。

诊断：肌腱炎。

治疗：泰勒的治疗始于类似摩根治疗时的手法治疗——对小腿、跟腱和足底筋膜进行放松，外加对踝关节的手法治疗，以恢复完整的活动范围。由于泰勒的伤势已经进入慢性状态，因此他还开始进行阿尔弗雷德森方案的离心收缩训练。一旦泰勒展示出完整的活动范围、无痛行走及对单腿离心负荷（即从中立位开始和结束，脚跟离开台阶）的耐受，他就可以恢复放松跑并进行增强式训练（将增强式训练添加到肌腱康复中，可以增加肌腱结构能承受的力量缓冲区，超出自己的跑步能力而不会感到疼痛，且在跑步时不易感到疲劳）。

训练注意事项

与足底筋膜炎一样，跑者在患有轻微跟腱炎和腱病的情况下，只要进行适当的调整，也可以继续跑步和训练。如果你在跟腱疼痛的情况下继续跑步，以下几点值得注意。

- 步态：如果你在每次蹬地时没有正确地运用臀部肌肉，你的小腿甚至跟腱都会在你前进时承受相当大的压力。这可能由于臀部肌肉的薄弱或髋屈肌的紧张，限制了髋关节伸展。建议请物理治疗师评估你的步态，臀部肌肉不工作的一个明显迹象是在剧烈跑步或锻炼后小腿和股四头肌酸痛。请参考第7章和第8章，了解改善臀部激活和髋关节活动度的练习。

- 鞋类：穿一双高鞋跟的鞋子可以减轻跟腱的负担，减少局部的压力。但这只是一个暂时的解决办法，不能从根本上解决问题。

- 地面：平滑的地面可以减少小腿肌肉的负担，比起多坡地形、草地、泥土或小径，这对跟腱来说更有利，后者对跟腱会更具挑战性。
- 节奏：试着找到最佳节奏——一个既不太快也不太慢的舒适节奏。高强度的跑步会对跟腱产生更多压力或负荷，应该避免这种情况，但明显低于自然节奏也会增加对跟腱的需求，因为步幅更小。

小结

无论你是否选择在跟腱损伤的情况下进行跑步，都要记住：本书不能替代咨询医生、足外科医生或物理治疗师，来找出损伤的根本原因。肌腱损伤是一种最复杂且棘手的情况，跟腱损伤也不例外。因此，在诊断和治疗疼痛的过程中，请尽量保持耐心。有耐心和毅力，你一定能克服这个困难！

第12章
胫骨内侧应力综合征

你可能曾经在刚开始跑步时出现胫骨内侧应力综合征，或称为外胫夹，它可以说是困扰跑步新手最常见的损伤之一（Thacker et al., 2002）。同样的情况也会在那些长期中断跑步后重新开始跑步的人身上发生：胫骨往往是身体最先开始酸痛的部位。在本章中，我们将深入探讨这些现象背后的原因及如何应对。

外胫夹的原因

跑步涉及高强度的重复冲击力，对整个身体都会造成压力。由于你的脚首先感受到地面的冲击，然后是胫骨，因此，每次着地时脚和胫骨都会吸收最多的冲击力。正是这些冲击力，在每次脚着地时都会重复，导致微小的肌肉撕裂和微骨裂。如果这些微小的肌肉撕裂和微骨裂在没有得到恢复的情况下继续反复，就会产生炎症累积，就好像有人把刺插在你的胫骨里一样！这就是"外胫夹"这个俗称的来源。

由于跑步新手常常容易恢复不足，无论他们的生物力学结构、体格、力量还是跑步姿势如何，都容易患上外胫夹。因此，第一道防线通常也是最简单的解决方法，那就是制订一个合适的训练计划，以防止你过快地增加跑步强度或距离。（我们在第15章中会分享更多关于制订该计划的信息。）如果你感到胫骨内侧有些不适，虽然你不一定必须停止跑步，但需要处理它。胫骨疼痛时继续坚持跑步可能会导致应力性骨折，从而使你无法继续跑步。

错误训练并不是导致外胫夹的唯一原因。其他可能增加患病风险的因素包括足部内旋过度或者跑步的路面不平整（Thacker et al., 2002）。此外，还存在姿势或生物力学错误。两种最常见的生物力学错误是步幅过大和过度使用小腿肌肉，我们将进一步讨论这两个问题。尽管如此，还有许多其他生物力学因素可能导致外胫夹，因此寻求物理治疗师进行评估是制订适合你的康复计划的最佳选择。

步幅过大

步幅过大（图12.1a）会导致着地时你的脚在身体前方而不是身体下方。我们会在第16章更详细地讨论脚的位置，但我们希望你的脚在身体下方着地（图12.1b），特别是骨盆下方，因为这样可以使身体更均匀地将着地时受到的冲击力分散到各个关节上，并利用臀部的肌肉更好地吸收着地的冲击力。相反，当脚着地点离身体太远时，会导致胫骨和腿过多地吸收冲击力，随着时间的推移会导致受伤。

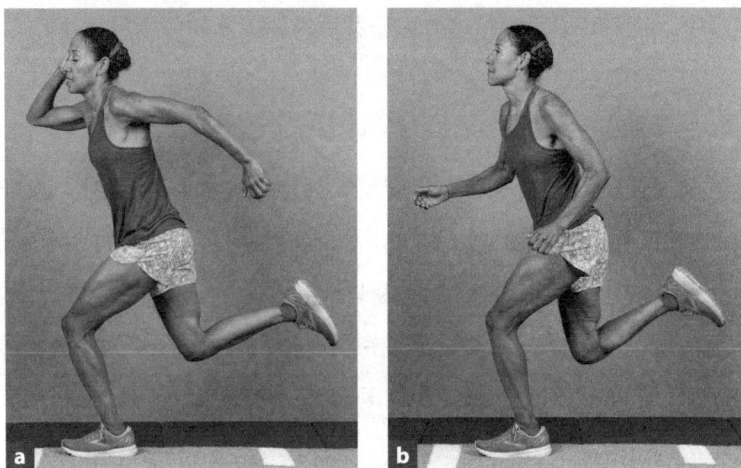

图12.1　跑者：a. 步幅过大；b. 适当的步幅

尽管跑者采用不同的足部着地方式（脚跟、中脚或前脚），但都有可能步幅过大。我们曾见过一些前脚着地的跑者仍然存在步幅过大的问题，这使小腿肌肉过度紧张，减震效果也不理想。然而，如果步幅过大的同时脚跟落地太重，那肯定会引发外胫夹——过多的冲击力直接传导到足部然后进入胫骨。存在这种跑步姿势的运动员还可能出现其他问题，如膝部、髋部或腰背部疼痛。

小腿过度使用

另一个可能导致外胫夹的生物力学错误是小腿过于紧张（即过度使用），这通常是由于髋部紧张和臀肌、腘绳肌激活不足引起的。（对于大部分时间坐在计算机前的人来说，我们称这种情况为"死臀综合征"。）由于动力链上端的肌肉未能正常发力，跑者只能依靠小腿肌肉发力。

如果你的小腿因为过度使用而过紧，会导致踝关节背屈能力（即踝关节弯曲以使胫骨向脚趾移动的能力）下降，在着地时限制了足部承受负荷和吸收冲击。如果踝关节背屈受限，常见的代偿是足部内旋增加，研究人员认为这与外胫夹有关（Moen et al., 2009）。导致外胫夹的另一个生物力学因素是承受负荷过快，或者小腿三头肌肌力过大，超过了胫骨前肌产生的离心力。简单来说，小腿在推动你向前的过程中非常强大，以至于吸收冲击的肌肉跟不上你移动的速度，导致胫骨区域的疼痛或炎症。

总之，小腿肌肉紧绷或过度疲劳可能会导致足踝关节的多种运动能力受限，进而会导致跑步步幅的代偿。这些代偿会导致胫骨受力增加，引起附着在胫骨上的肌肉发炎，这就是我们所说的外胫夹。

诊断

尽管外胫夹很常见，但大多数人并不太清楚它到底是什么。即使在医学界，如何正确定义外胫夹也存在一些争议。在本书中，外胫夹指的是胫骨内侧的肌肉、肌腱和骨发生炎症的情况。外胫夹不是胫骨应力性反应或骨折，它比骨应力损伤更轻，因为骨应力损伤已经发展到了削弱骨骼完整性的程度。

在典型的外胫夹中，运动员会感到胫骨内侧的疼痛。这就是为什么你在接受外胫夹治疗时，医疗记录中会写着胫骨内侧应力综合征。

注意：当实际上不是外胫夹时

大多数跑者一听到"应力性骨折"这个词就会感到害怕，因为大家都知道，这可能意味着要休息好几个月。外胫夹是你的身体发出的一个明确信号，表明如果你不做出改变，确实可能会发展成应力性骨折。事实上，你需要先明确你认为的外胫夹到底是不是应力性骨折。

区分外胫夹与应力性骨折或应力反应的一种方法是分辨跑步时的感觉：外胫夹引起的疼痛通常会在跑步过程中逐渐减轻，而比这更严重的骨损伤通常表现为持续的钝痛，跑步期间或之后可能会保持不变或轻微加重。外胫夹通常影响胫骨的区域较大，但往往可以通过几天的休息或训练调整来缓解。而应力性骨折的疼痛通常是局部性的，可能在行走或仅携带重物（如杂货）时引起不适。如果在应力性骨折的情况下继续跑步，可能会导致骨完全断裂，在最坏的情况下，可能还需要进行手术。因此，如果你对胫骨疼痛的根源不确定，一定要咨询医疗专业人士。

另一个有时会被误诊为外胫夹的严重疾病是骨筋膜室综合征，或者说特定肌肉中的局部压力过高。小腿是最常见的受影响部位之一。它可能表现为胫骨或胫骨周围肌肉紧绷、抽筋、肿胀或其他不适，如果不及时治疗，可能会影响该区域的神经，导致麻木、无力，在极端情况下，下肢会暂时瘫痪。如果你认为自己出现了骨筋膜室综合征的症状，请立即寻求医疗专业人士的治疗。

案例研究：阿娃（Ava）

阿娃正在为她的首个5千米比赛进行训练，这期间她感到胫骨疼痛。她前往物理治疗诊所，称她在每次跑步开始时都会感到胫骨疼痛。随着热身的进行，疼痛似乎会减轻，但她在跑步后仍会感到一些残留的酸痛。

观察：阿娃存在足部内旋和踝关节背屈能力受限，以及双侧小腿放松状态下肌肉张力增加的情况。

诊断：外胫夹（胫骨内侧应力综合征）。

治疗：阿娃的物理治疗师通过手法治疗以释放她的小腿的张力，为她安排了胫骨前肌力量（踝关节背伸）锻炼，并在她恢复跑步时向她提供调节步频和姿势的指导。物理治疗师还指导她如何制订正确的训练计划和安排合理的进度（参见第15章）。

治疗和预防外胫夹

我们已经解释了什么是外胫夹以及你是为何出现这种症状的，下面让我们更深入地探讨如何治疗外胫夹并预防其发生。通常，通过在你的训练中调整一些因素，你可以减轻胫骨的疼痛，而不必完全休息。我们知道大多数跑者最不愿意听到的就是"休息一段时间"。

训练

导致外胫夹最常见的原因是错误训练，让我们谈谈一些常见的错误。首先，要跟踪记录你的跑步距离（或"跑动时间"），确保跑步的强度没有增加得太快。限制每周跑步距离的增加是减轻外胫夹症状的有效初步措施，可以避免因伤停跑，同时也是预防外胫夹发生的首要手段。

与一位经验丰富的跑步教练合作可以帮助你避免这个常见的错误，但你也可以自己制订一个明智的训练计划。一个较好的指导原则是总体里程控制在每周仅增加10%，但这并不是每个跑者都能做到的。如果你刚刚开始跑步，从零基础开始，最好每隔一天跑一次，如果你有骨折或外胫夹的病史，那么每隔3天跑一次会让你的身体有足够的时间来适应训练（更多训练建议参见第15章）。

另一个需要考虑的因素是地面情况。如果你经常在人行道或混凝土地面上跑步，也可能会引发胫骨疼痛。通过选择更软的地面可以减少施加在胫骨上的冲击力，能让你在微痛的情况下继续跑步，而不是完全停止跑步。泥土小路是不错的选择，但如果附近没有，也有其他解决办法，即绕着足球场慢跑。虽然这看起来很无聊，但它却能让你安全地增加跑步里程，同时减少身体所承受的力量。此外，草地的不规则表面实际上会更加锻炼你的脚和踝关节的肌肉，有助于你的身体更好地抵抗受伤。田径场跑道也是一个不错的选择，因为塑胶地面比混凝土地面更有弹性。跑步机的表面也属于较软的类型，但要小心，在跑步机上跑步与增大步幅（在向你移动的表面上跑步时自然发生的一种代偿）有关，而步幅过大可能导致外胫夹的发展。

生物力学

尽管调整跑步的生物力学要比调整每周跑量或跑步地面更难，但了解可能导致胫骨过度负荷的生物力学因素，并调整跑步姿势，可在预防或消除外胫夹方面发挥关键作用。

步幅过大

如前所述，步幅过大会直接导致更多的冲击力被胫骨吸收。如果你的脚落在你的身体前方，地面冲击力就不会传导到腿部，而是被你的胫骨和膝关节依次吸收。

如果导致外胫夹的原因是步幅过大，那么有几种跑步训练可以帮助你提高步频并改善脚的着地位置。（这意味着它们也很适用于预防外胫夹。）第16章中描述的高抬腿练习和后踢腿训练将提高你的脚在重心下方着地的能力。

爪式练习（图12.2）是可以尝试的练习之一。

关注你的步频也可以帮助你避免步幅过大。最佳的步频大约是每分钟180步，但即使只比当前的步频提高5%~10%，步幅也会有很大的改善。专注于小而快的步伐有利于改变你的步频。智能手机上的节拍器应用程序或慢跑音乐应用程序可以帮助你的脚以更快的节奏落地，从而减少对胫骨的冲击。

最后，改变姿势非常困难且需要大量的时间，强化胫骨前部的肌肉可以帮助你在此期间建立组织的适应性，使其更好地承受地面的冲击力。足跟走及第6章的三维弹力带力量练习都会有所帮助。

爪式练习

面对墙壁，双手平放在墙上以保持平衡。单脚站立，抬起一侧膝，直到大腿与地面接近平行（图12.2a）。将腿向下移动，并向后拨（图12.2b），就像把地面推向身后一样，然后屈膝将腿带回。目标是让脚在身体下方着地，而不是落在身体前面。每条腿重复10~15次。

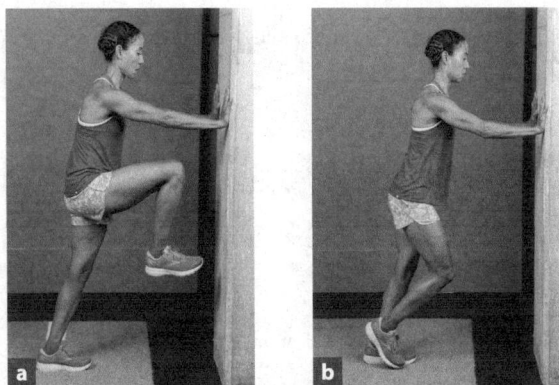

图12.2 爪式练习：a. 起始位置；b. 将腿向下移动，并向后拨

足跟走

将所有脚趾抬离地面，利用脚跟着地行走（图12.3）。在行走过程中，专注于控制踝关节背屈。

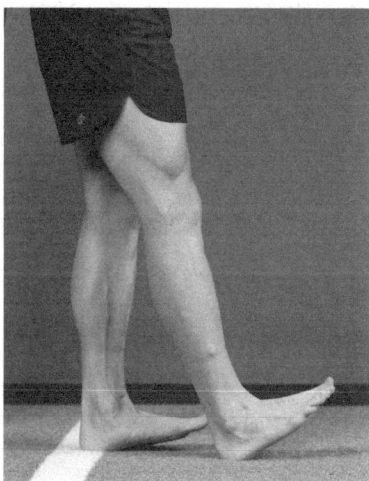

图12.3 足跟走

小腿过度使用

如果你发现外胫夹是由于小腿肌肉紧张或超负荷引起的，可以采取以下措施。

- 拉伸髋屈肌。参见第7章中描述的三维跪姿髋屈肌拉伸。

- 使用本章描述的爪式练习和第16章中描述的B-小跳练习，可以功能性地激活你的臀部肌肉。

- 使用泡沫轴按摩和拉伸小腿肌肉。拉伸和激活练习需要持续一段时间才能发挥作用。短时间内如果你继续跑步，小腿仍然会过度劳累。

- 加强你的胫骨前肌。关于这一点的练习可以选择足跟走和第6章中的三维弹力带力量练习。

- 使用加压包扎。在跑步后穿上一双弹力袜可以改善小腿和腓肠肌的血液循环，有助于加快康复并减少炎症。如果有条件，使用巫毒带（Voodoo Band）和诺马泰克加压靴是在跑后运动中加压训练的更有效方法。

- 试着在跑步时注意姿势。拉伸和激活肌肉是一回事，但在跑步时付诸实践又是另一回事。例如，如果无法在跑步中让臀部肌肉参与运动，那么做再多的臀部激活练习也没有用。一个方法是在跑步时想象将地面向后推离身体，如果不管用，尝试向前倾斜得比原来多一点，以使臀部处于生物力学上有利的位置。最后，与增加其他肌肉的工作相反，试着减少小腿的工作，集中精力保持双脚放松，尝试减少小腿的运动量。

小结

外胫夹尽管很常见，但并不是最复杂的跑步损伤。在避免这种典型的过度使用损伤方面，即使只是了解和意识到训练与跑步力学之间会相互起作用，对预防这种损伤的发生也会产生巨大的影响。巧妙地进行训练并给予小腿适当的照顾，你就能轻松摆脱外胫夹的困扰。

第13章

腘绳肌肌腱炎和腱病

当我们想到跑者的腘绳肌受伤时，脑海中首先浮现的是"砰"的声音——通常与短跑、跳跃或其他高强度动作伴随的肌肉急性撕裂有关。然而，腘绳肌受伤的形式各异，既有急性的损伤，也有发生于肌骨连接处的慢性肌腱炎。在本章中，我们将详细分析这些强大的肌肉可能出现的受伤情况，并讨论预防和治疗的策略。

腘绳肌由3块肌肉组成：股二头肌、半腱肌和半膜肌（图13.1）。这3块肌肉都起自坐骨结节，并都由坐骨神经支配。这些肌肉附着在膝关节后面，跨越髋关节和膝关节。它们都是强大的肌肉，在髋关节和膝关节这两个关节的运动和稳定中发挥着作用。

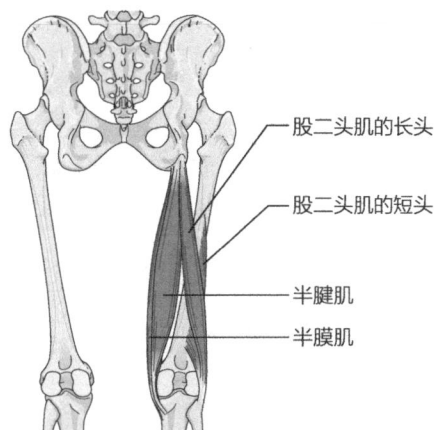

股二头肌的长头

股二头肌的短头

半腱肌
半膜肌

图13.1 腘绳肌

尽管起点相近，但这3块肌肉的止点不同，这对于正确诊断和治疗腘绳肌损伤非常重要。股二头肌附着于腓骨和胫骨的外侧（构成小腿的骨骼）。如果你感到膝外侧疼痛，股二头肌可能是罪魁祸首。半腱肌附着于膝内侧，或称鹅足肌腱，这也是股薄肌、腘绳肌和缝匠肌的共同止点，此处过多的紧张或摩擦可能会导致滑囊炎或共同止点的炎症。最后，半膜肌止点附着于胫骨结节内侧，靠近半月板，即位于膝关节内侧，这里的疼痛或紧张可能与内侧半月板疼痛密切相关。

腘绳肌在跑步中的作用

在我们进一步讨论受伤的问题之前，让我们先来谈谈腘绳肌在跑步中发挥的作用。从解剖学角度看，腘绳肌的作用是伸展髋关节和屈曲膝关节，这意味着它们在整个跑步步态周期中发挥的控制作用至关重要。让我们来详细分析一下。

蹬地阶段

除了臀部肌肉，腘绳肌也在跑步步态周期中的蹬地阶段起着重要作用。也就是说它们可以将地面反作用力（你的身体撞击地面的反作用力）转化为动能，通过先后伸展髋关节和膝关节推进身体向前。臀肌无力或功能不足可能导致腘绳肌过度使用，进而导致受伤。因此，在力量和增强式训练中，加强这些肌肉群（包括针对臀部肌肉）的特定练习非常重要。

摆动阶段

腘绳肌是在摆动阶段发力的主要肌肉群，它能抑制髋关节和膝关节前移或骨盆前倾。这时腘绳肌会以离心方式承受最大的力量，最容易受伤。在这个阶段，步幅过大会使腘绳肌承受更多负荷，因为此时腘绳肌正处于过度伸展的状态。因此，在向前迈步时要积极地将腿拉回地面，而不是向前伸（更多内容请参考第16章）。

触地阶段

当你从摆动阶段过渡到与地面接触时，腘绳肌必须积极地收缩，将腿拉回地面。再次强调，步幅过大在跑步步态周期的触地阶段也可能导致受伤，这会迫使髋部向后运动伸展的范围相对更大，腘绳肌必须更加努力地在脚着地时将脚拉回膝关节下方。

稳定作用

腘绳肌的稳定作用在跑步过程中常被忽视，但却非常重要。当脚触地时，膝关节周围的所有肌肉（股四头肌、腘绳肌、内收肌和腓肠肌）必须协同收缩以稳定膝关节。这种协同收缩起到两个作用：首先，它允许身体充分利用与地面接触时储存在跟腱中的能量，提高跑步的经济性；其次，它保护了膝关节免受地面反作用力的全部冲击，从而免受伤害。与此同时，腘绳肌在收缩以保护膝关节并积聚推地力的同时，还在稳定骨盆并防止其过多前移，有助于保持髋关节和脊柱的中立位（Beer, 2019）。

腘绳肌紧张

跑者的腘绳肌紧张似乎是共识。然而，我们想进一步解释一下，因为"紧张"的腘绳肌通常并不是你所想象的那样。在站立、行走和跑步时，腘绳肌（与核心肌肉一起）在保持骨盆处于中立位方面起着至关重要的作用，这意味着腘绳肌抵消了骨盆前倾的力量（图13.2a和图13.2b）。这些力量可能是由髋屈肌紧张引起的，它会向前拉动骨盆，也可能是由于腘绳肌被过度拉伸而变得薄弱，无法提供足够的支撑和稳定性（Beatty et al., 2017）。

许多跑者在预防腘绳肌受伤时常犯的一个错误是过度拉伸腘绳肌。大多数跑者的腘绳肌紧张是有原因的，这也是为什么通常看不到芭蕾舞者赢得跑步比赛——他们的腘绳肌柔韧性非常高。通常情况下，腘绳肌紧张就代表着强壮。因此，作为一名跑者，拥有稍微紧张的腘绳肌实际上是有利的！我们只是不希望你的腘绳肌过于紧张，以避免受伤，这就是让软组织进行适当放松的原因。然而，有时这种紧张的感觉可能是由于腘绳肌长期处于过度拉伸状态，也意味着腘绳肌没能很好地稳定骨盆。

如果腘绳肌长期处于过度拉伸状态，你的腘绳肌可能会感到非常紧张。想象一下大腿后侧肌肉就像一根被拉得过长的橡皮筋。如果它受到来自某个附着点的牵引，或者在不利的位置发挥作用，你就会感到你的腘绳肌很紧张，但实际上它是被过度拉长的。

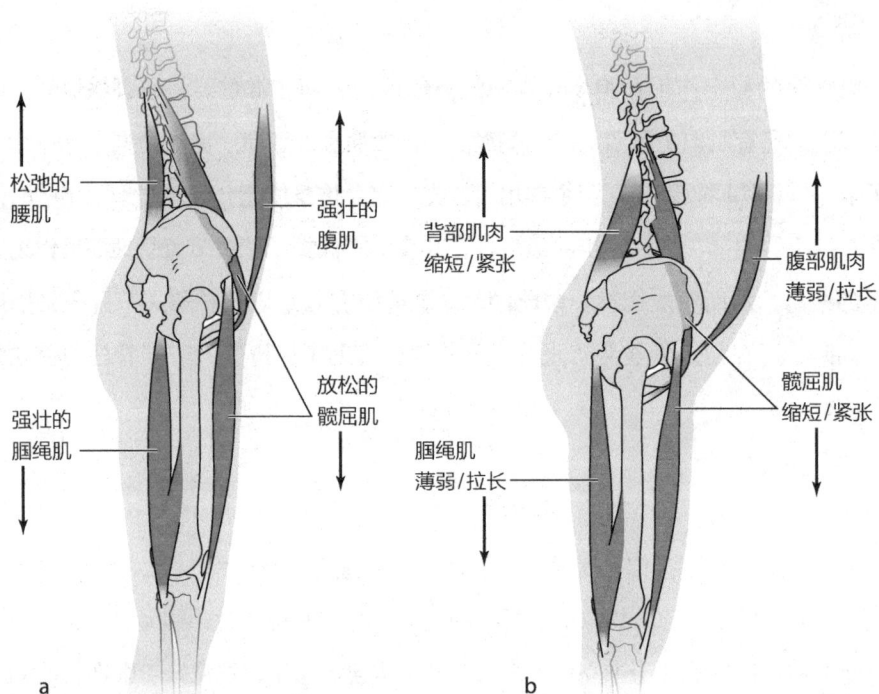

松弛的腰肌

强壮的腹肌

强壮的腘绳肌

放松的髋屈肌

背部肌肉缩短/紧张

腹部肌肉薄弱/拉长

髋屈肌缩短/紧张

腘绳肌薄弱/拉长

a

b

图13.2　骨盆倾斜对肌肉长度和张力的影响：a. 骨盆中立位；b. 骨盆前倾

要确定你的腘绳肌是否被过度拉长，请回答这个简单的问题：直立弯腰时你能触摸到你的脚尖吗？如果你能轻松触摸到你的脚尖，那么你绝对没有腘绳肌紧张的问题。这时，你应该进行增强和稳定腘绳肌和臀肌的锻炼，而不是专注于拉伸和增加灵活性。当进行腘绳肌力量训练时，关键是在中立位而不是在被拉长的姿势下进行锻炼。我们不希望在过度拉长的位置上使用肌肉产生大力量——这会导致损伤。如果你不能触摸到你的脚尖，我们建议你锻炼腘绳肌的柔韧性。有许多方法可以做到这一点，并不一定是拉伸。

虽然拉伸腘绳肌可能会让你有"痛并快乐着"的感觉，但你感受到的任何缓解主要来自拉伸产生的神经肌肉输入，也就是说，拉伸向你的大脑发送信号，让你放松紧张的肌肉纤维。要注意，只需要轻微的刺激就可以起到这种效果。过度拉伸腘绳肌，或者在腘绳肌处于伸长状态下施加力量，可能会导致腘绳肌肌腱发生撕裂、刺激、炎症和薄弱。如果对受伤的腘绳肌继续施加力量拉伸，损伤只会加重

（Beatty et al., 2017）。

　　如果你是一名跑者，腘绳肌过于紧张（你无法触摸到脚尖），我们建议使用泡沫轴和曲棍球做扳机点释放，来尝试改善软组织的灵活性和柔韧性。此外，进行温和的拉伸也可以，但请不要将肌肉拉伸到超过髋关节屈曲90度以上的位置。例如，将腿放在栅栏上站立压腿，高度达到或超过腰部就有些过度，拉伸腿接近另一侧膝的高度即可。

腘绳肌扳机点释放

　　与我们讨论过的其他泡沫轴滚动和自我按摩筋膜释放技巧类似，使用一个曲棍球（或类似物品）在腘绳肌的肌肉上滚动是一种非常有效的方式，可以放松和活动肌腹（图13.3）。我们建议在疼痛或受伤的部位小心按摩，对周围的组织进行较有力的按摩。坐在椅子上，将曲棍球放在腿下，与按摩股四头肌的方法类似，从膝上方开始，向臀部方向滚动，如果感觉到局部有硬块、痛点，就停下来，弯曲腿部进行主动释放。尝试在腘绳肌的3个部位使用曲棍球进行按摩：一是位于两块腘绳肌肌腹中间的部位，二是在侧面，尝试将腘绳肌与髂胫束分开，三是腘绳肌与内收肌相接的内侧（腘绳肌与内收肌粘连也是导致腘绳肌问题的因素之一）。

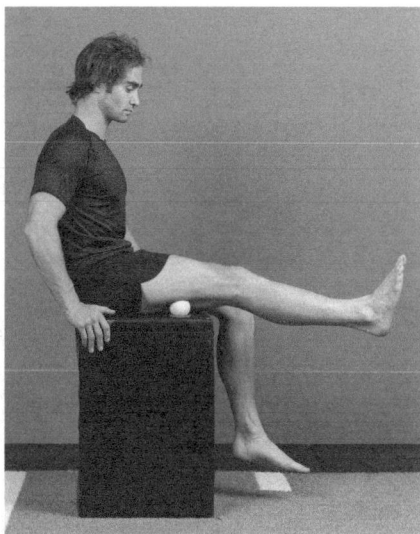

图13.3　使用曲棍球进行扳机点释放

神经拉伸

如果你感到有放射状的疼痛（从髋部开始并放射到腿部），或者过去曾经有坐骨神经痛的经历，神经滑动或神经激活技术是一个有效的方法。与拉伸肌肉不同，其目标是在坐骨神经穿过腘绳肌肌腹时对它进行激活。首先，仰卧，将受伤腿的膝向身体弯曲，双臂环绕大腿（图13.4a）。接下来，尽量伸直腿，将膝伸直（脚底朝天花板移动；图13.4b）。腿尽量伸直，将脚趾朝向脸部拉伸（背屈；图13.4c）。此时你会感到腿后面有一种拉伸感。接下来，将脚恢复至跖屈状态，然后将膝关节放下。按照这个顺序重复不超过15次，否则可能会刺激到该区域。

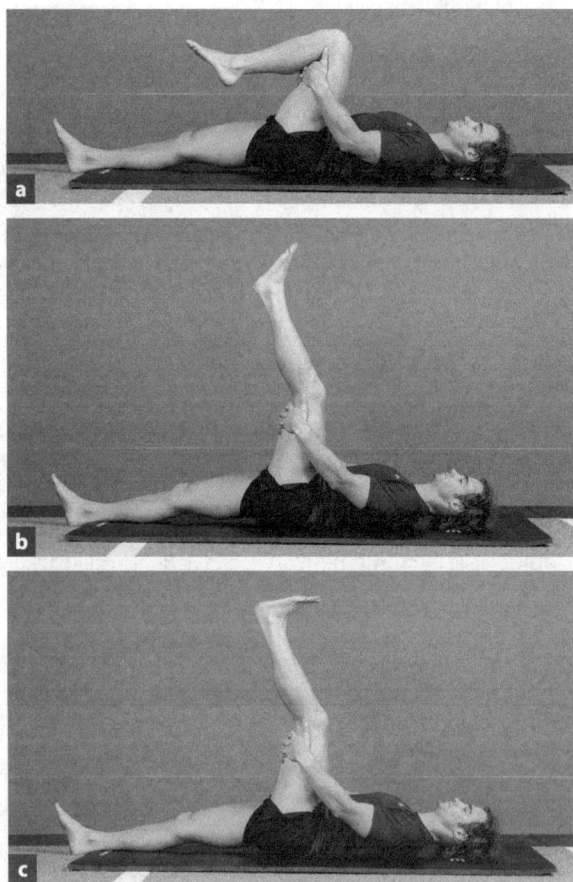

图13.4 神经拉伸：a. 起始位置；b. 伸膝；c. 背屈

诊断

现在我们了解了腘绳肌的组成和作用，让我们深入探讨它受伤的方式。腘绳肌的损伤可以分为两种基本类型：急性或慢性。这两种类型的损伤可以相互影响：急性损伤可能导致肌腱炎，肌腱病变会削弱腘绳肌肌腱进而导致急性损伤。

急性损伤

急性腘绳肌损伤包括肌肉撕裂。当你正在大踏步跑、冲刺、下坡跑时突然感到猛烈爆裂、牵拉或颠簸，请停止跑步。通常情况下，急性损伤后建议使用热敷而不是冷敷。可以轻柔地使用泡沫轴滚动，但绝对不要拉伸你的腘绳肌，即使是最低程度的拉伸也可能加重已有的损伤。

慢性损伤：腘绳肌肌腱炎和腱病

慢性腘绳肌损伤发展较为缓慢，其表现为髋后方、臀部或少数情况下膝后方的深层不适感。很难明确疼痛具体来自何处，有时，腘绳肌肌腱炎的症状可能与梨状肌综合征或坐骨神经痛相似。你可能会注意到在上坡跑、加速跑、加大步幅跑或高速跑时，疼痛会加剧，但通常在平地上跑或慢跑且步幅较小时感觉会好一些。

筛查腘绳肌肌腱病变的一种方法是借助抗阻屈膝或伸髋测试。测试时，你需要一个伙伴来对你的腿徒手施加阻力。在治疗床上俯卧，将膝关节弯曲至90度，请你的伙伴施加较大的力量，试着将你的小腿向下拉（进入膝关节伸展状态），而你尽力对抗他的力量（图13.5a）。你的伙伴应尽力引发你的最大肌肉收缩，但如果你开始感到疼痛或出现不适，请停止。接下来，伸直你的膝关节，并将整条腿从治疗床上抬起，要小心不要过度伸展或腰部悬空。你的伙伴可以施加相同的阻力，将你的腿推向床面（我们建议将力量施加在靠近脚踝的地方）（图13.5b）。如果这两个测试中的任何一个能够再现你的症状或引起疼痛、不适，那么说明你的腘绳肌可能存在问题。如果这两个动作都引起了疼痛，那么你可能患有近端腘绳肌肌腱炎或肌腱病变，但如果只有屈膝（而不是伸髋）引起疼痛，那么你可能患有远端腘绳肌肌腱炎或肌腱病变。

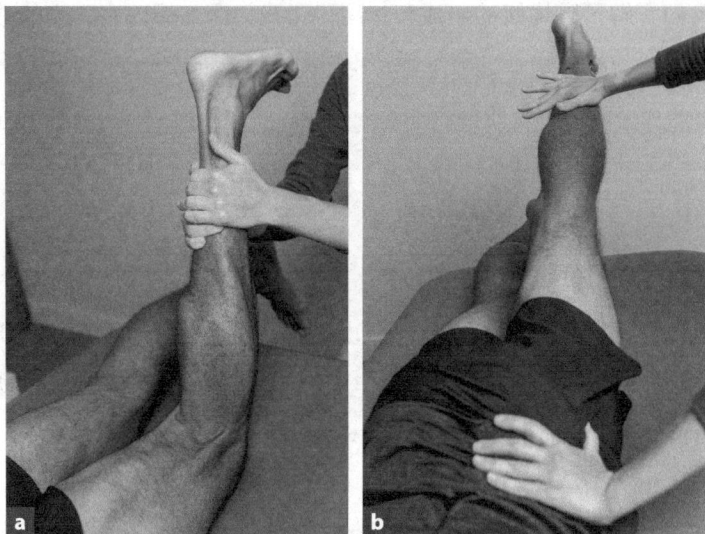

图13.5   抗阻屈膝和伸髋：a.膝关节屈曲；b.髋关节伸展

注意

在处理腘绳肌损伤时，首先需要排除更严重的导致疼痛的情况，例如股骨或骨盆的应力骨折、腰骶部的疼痛传导（指下背部和脊髓的损伤"传递"疼痛给腘绳肌）或髋部病变。如果你不确定疼痛的来源，请咨询医疗专业人士。

腘绳肌肌群也与坐骨神经紧密相邻，坐骨神经是支配腘绳肌肌群的运动神经。坐骨神经也可能导致这个区域的疼痛。腘绳肌损伤和坐骨神经痛并不是相互排斥的。受刺激的腘绳肌可能会压迫坐骨神经，引起神经疼痛或放射性疼痛，这些经典症状被称为坐骨神经痛。如果你出现坐骨神经痛的症状，你可以期望通过腘绳肌康复来改善。

案例研究：安娜（Ana）

安娜说她长期以来左侧腘绳肌一直有问题，但在昨天的田径训练中，她的腘绳肌突然剧痛，并感到肌肉被拉扯，现在走路时疼痛，尤其是坐下时更加严重。

观察： 安娜站立、行走和奔跑时保持骨盆前倾。她的腘绳肌力量足够强，但臀部肌肉较弱。如果观察她的肌肉紧张度和肌肉轮廓，很容易看出相对于臀部肌肉，她的腘绳肌肥大。这与她说的慢性腘绳肌疼痛一致。安娜在奔跑步态中过于依赖她的腘绳肌（臀部肌肉较弱），并以不利的姿势使用腘绳肌，这会增加肌肉和肌腱的负荷。在步态分析中，安娜步幅过大，脚着地点在身体前方而不是下方。这解释了为什么田径场上的速度训练会引发她的腘绳肌疼痛。

诊断： 腘绳肌拉伤和腘绳肌肌腱炎（这是腘绳肌肌腱炎更容易导致受伤的一个例子，因为腘绳肌结构上较不稳定）。

治疗： 由于安娜伤势突然发作，初始治疗包括一系列腘绳肌等长收缩运动，重点是骨盆定位和从中性骨盆位置激活腘绳肌。一旦她能够耐受，安娜将在站立时进行腘绳肌负荷练习，并通过向心和离心负荷来动态加强肌肉。力量练习中强调了腘绳肌和臀部肌肉的共同收缩。最后，安娜能够进行增强式训练和姿势训练。安娜的教练教她在奔跑时将脚拉到身体下方着地，提高步频，身体向前倾斜，以减少每步对腘绳肌的压力。安娜还开始定期将硬拉、臀冲和单腿罗马尼亚硬拉纳入她的力量训练中。后来，安娜恢复到高水平的训练中，腘绳肌不再疼痛。

治疗与预防

一名急性受伤的跑者在进入下一个阶段之前，应该能够忍受当前的锻炼强度。确保受伤区域受到足够的负荷以促进愈合，但不要给予过度负荷以至于发炎和受刺激。无论是急性还是慢性的腘绳肌损伤，你都应该从腘绳肌的等长收缩开始，然后逐渐过渡到向心练习。同样地，开始时使用较短的杠杆臂降低难度（膝关节弯曲，靠近臀部），然后逐渐过渡到较长的杠杆臂（进行伸膝锻炼）。

腘绳肌等长力量训练

腘绳肌损伤康复的第一步是以等长的方式激活腘绳肌。换句话说，你是在激活肌肉而不是改变其长度或移动骨骼。这一训练会激活整个肌肉和肌腱，增加肌肉纤维的招募和肌腱的血液流量，而不会使肌肉缩短或拉长。等长臀桥可以做到这一点。

等长臀桥

仰卧并将臀部抬起，通过将脚跟牢牢贴紧地面来形成一个桥梁（图13.6a）；你会感受到腘绳肌开始收缩。尝试保持这个姿势30~60秒。如果你大部分时间都坐在办公桌前，你也可以在坐姿时练习这个动作（图13.6b）。每小时激活肌肉一次，一天重复8次。

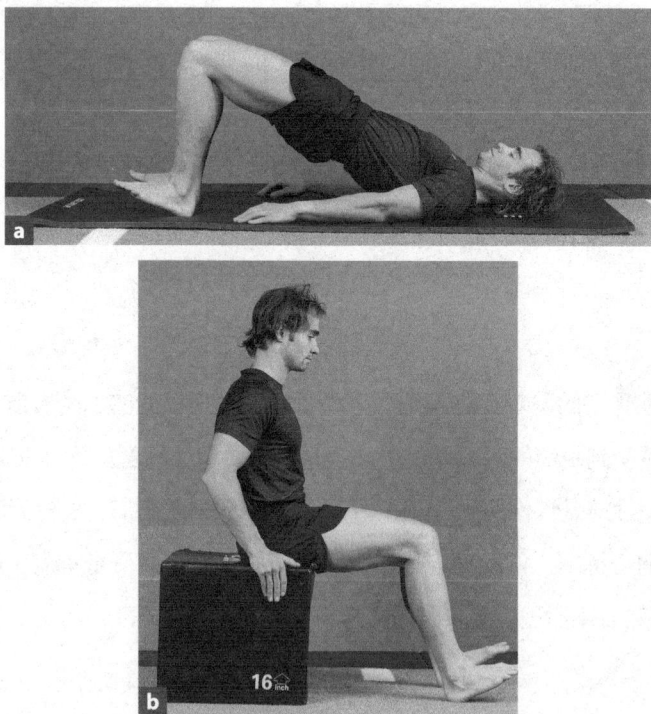

图13.6　腘绳肌等长力量训练：a. 等长臀桥；b. 坐位腘绳肌收缩

在骨盆保持中立位时，激活你的腘绳肌，也就是说在激活腘绳肌时要避免骨盆前倾或后倾。如果肌腱受到刺激，以中立位姿势收缩腘绳肌将减轻疼痛。

90-90髋部抬升

躺在地上，将脚放在椅子、咖啡桌、沙发、墙壁上，使你的膝关节呈90度弯曲。将脚跟压实接触面，感受你的腘绳肌发力。利用腘绳肌，将髋部收紧，将骨盆从地面抬起（图13.7）。保持5次呼吸的时间，集中精力在深长的呼气上，始终让肋骨下降、内收并紧靠在一起（这对保持骨盆中立位很重要）。重复3次，每天至少进行两组。

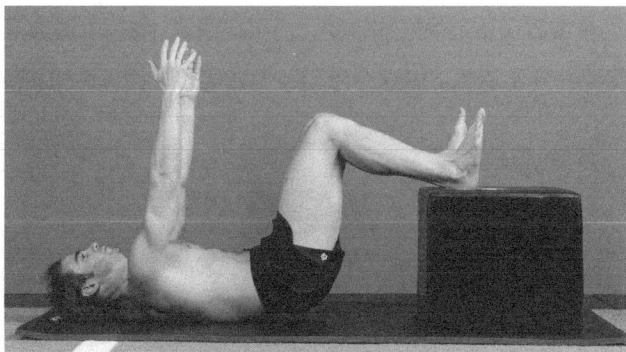

图13.7　90-90髋部抬升[1]

---

[1] 90-90髋部抬升经修改并获得使用许可。版权所有©姿态恢复学院®2022。

腘绳肌向心力量训练

掌握了等长收缩的腘绳肌激活后，康复的第二步就是腘绳肌向心力量训练（肌肉缩短）。腘绳肌向心力量训练包括勾腿练习和双腿、单腿的动态臀桥（与之前描述的静态等长臀桥不同）。在适当的情况下，将重点放在臀部和腘绳肌的协同收缩上。臀肌和腘绳肌更好地共同发挥作用，就能降低腘绳肌在跑步中受伤的风险。

勾腿练习

站立，弯曲一侧膝关节，将弹力带的一端套在脚上，另一端固定，用腘绳肌将脚抬向臀部（图 13.8）。以缓慢、有控制的动作将脚慢慢放回地面。重复进行 3 组，每组 10 次。使用弹力带或踝负重是很好的辅助，甚至在康复计划早期也能承受得住。就康复而言，你只需要在受伤的腿上做这个练习，但如果想让循环感觉更完整，那么你可以两侧腿都做。

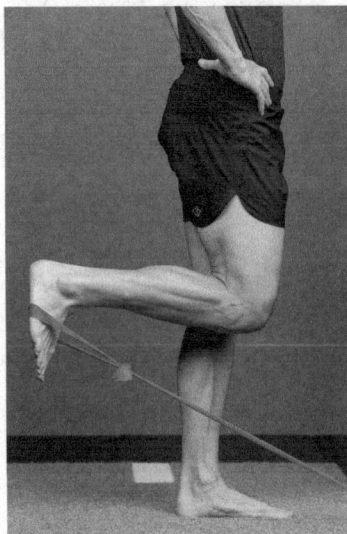

图 13.8 勾腿练习

臀桥

　　仰卧，双膝弯曲。将髋部收紧，使背部贴紧地面，腹部收紧。将脚跟和脚掌踩在地上，然后推动身体向上，形成一个桥状姿势（图13.9）。你会感到你的腘绳肌和臀部在发力。以缓慢而有控制的动作，慢慢回到地面。重复10次。

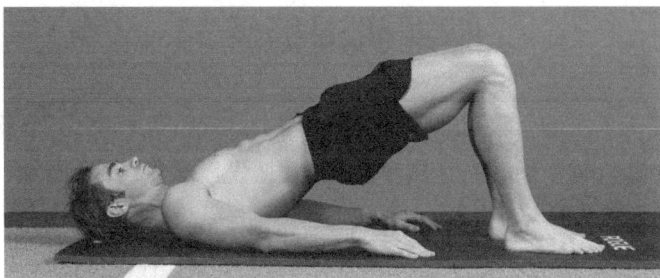

图13.9　臀桥

　　如果你可以轻松完成这个练习，且没有不适感（疼痛评分为1~10分，得分为2分或以下），就可以开始进行单腿臀桥的训练。首先，用双脚将身体推起，一条腿抬起离开地面，然后单腿下降。如果这一过程流畅而没有疼痛感，那么你可以进一步只用一条腿完成整个练习（即完全依靠一条腿推起和下降）。

腘绳肌离心力量训练

离心力量练习是康复的第三步。正如在第1章中讨论的那样，离心肌肉收缩指在负荷下进行缓慢和有控制的肌肉伸长，这有助于重新排列已受损的肌肉和肌腱纤维，同时促进肌肉肥大（Bourne et al., 2017）。

腘绳肌滑板练习

仰卧，膝关节弯曲，双脚脚跟都放在毛巾上。身体向上推起，形成一个桥（图13.10a）。缓慢地将毛巾推开，尽可能远（图13.10b），然后再收回来，控制髋关节和膝关节的伸展。重复10次。如果你能够轻松地完成这个动作，且没有不适感（疼痛评分为1~10分，得分小于3分），就可以进行单腿腘绳肌滑板练习。

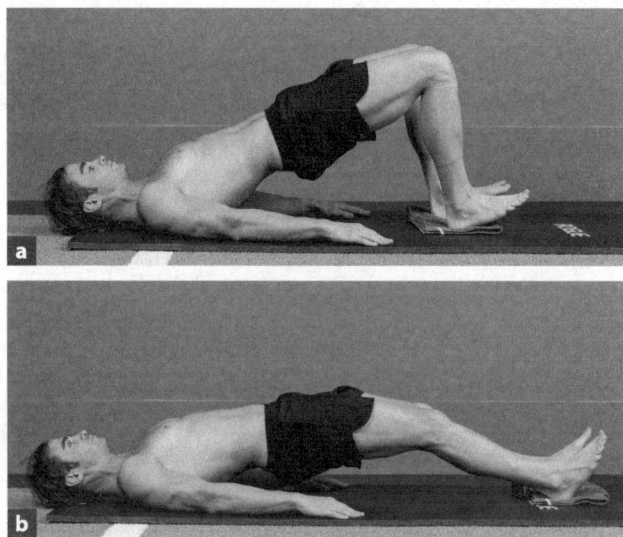

图13.10 腘绳肌滑板练习：a. 推起成桥；b. 将毛巾推远

单腿腘绳肌滑板练习

　　仰卧，膝关节弯曲，双脚跟都放在毛巾上。身体推起成桥状。将健侧腿抬起至膝关节和髋关节约呈 90 度（图 13.11a）。缓慢且有控制地将伤侧腿的脚跟推离身体（图 13.11b），然后再回来。重复 10 次。一开始可以使用较小的幅度（腿不需要完全伸直和收回），随着你的力量增加和耐受度提高，可以逐渐过渡到较大的幅度。

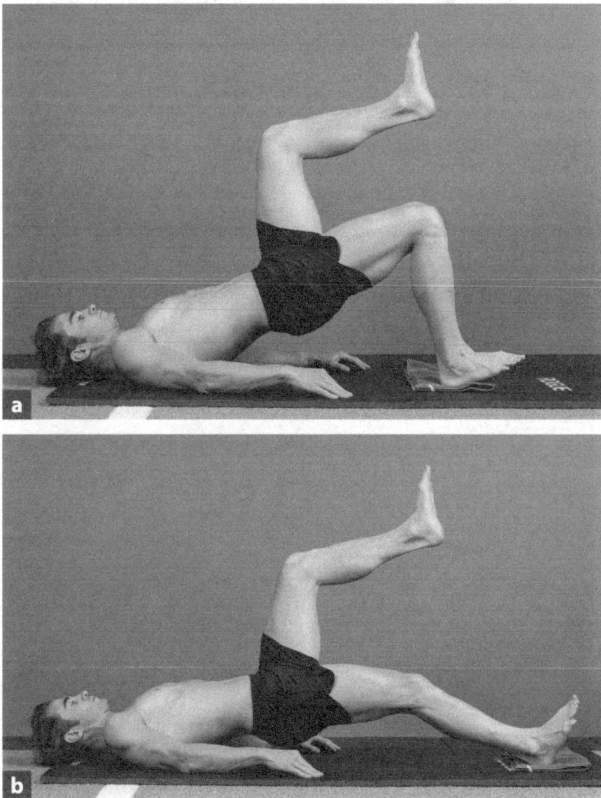

图 13.11　单腿腘绳肌滑板练习：a. 在桥式姿势中抬起一条腿；b. 用支撑腿将毛巾推远

北欧卷腿

跪在垫子上，背后有一个搭档来压住你的双脚（图13.12a）。弯曲膝关节，身体尽可能向地面下落，但要保持对身体的控制（图13.12b），然后回到跪姿。重复10~15次。

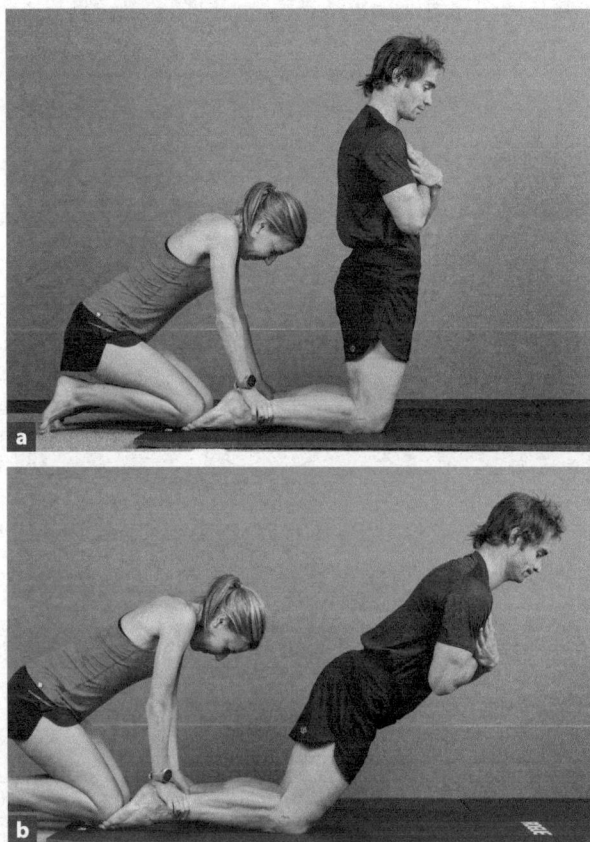

图13.12　北欧卷腿：a.起始位置；b.向地面下落

腘绳肌伸髋

　　这是标准臀桥练习的升级版。双膝弯曲，双脚放在一个高的物体上（如瑜伽砖、咖啡桌），将臀部向上推起（图13.13），然后缓慢恢复原位。刚开始可以用双腿进行，如果你可以轻松地、几乎没有不适感地完成这个动作，就可以逐渐过渡到单腿动作。掌握了单腿动作后，就可以进一步过渡到双腿伸展或完全伸直（杠杆臂更长）。在下降时需缓慢控制身体。

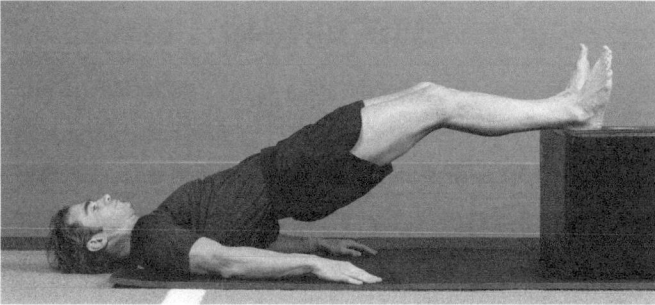

图13.13　腘绳肌伸髋

预防性锻炼

即使腘绳肌没有受伤，你仍然可以进行锻炼来预防损伤。我们鼓励你从以下锻炼方法中选择。如果你是第一次尝试这些锻炼，请咨询一位运动专业人士，以确保掌握正确的姿势和发力方法。

除了以下描述的锻炼，第7章中的保加利亚式分腿蹲和第8章中常见的弓步蹲组合也是用于腘绳肌康复的很好的锻炼方法。

泡沫轴臀桥

仰卧，将双脚放在泡沫轴上，膝关节弯曲成大约90度（图13.14a）。向上推起呈桥状并保持（图13.14b）。开始时进行10次双腿臀桥，然后逐渐将泡沫轴远离臀部，直到双腿几乎伸直。一旦你可以完成这个动作而没感到疼痛，就可以进行单腿动作，同样从膝关节弯曲90度开始，逐渐将泡沫轴远离臀部。

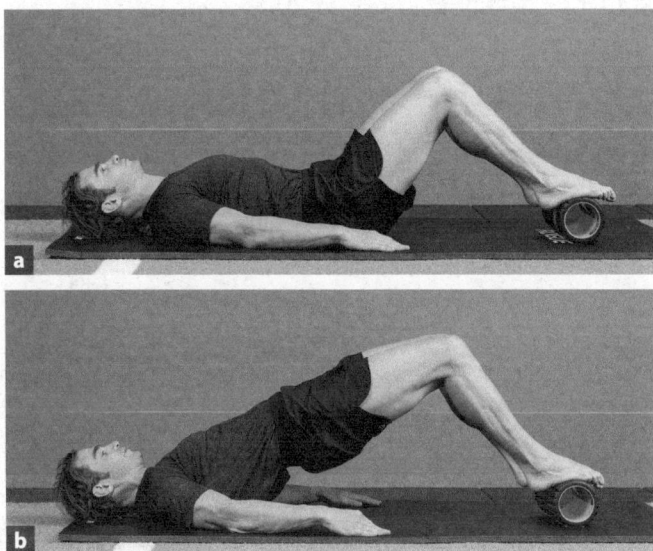

图13.14 泡沫轴臀桥：a.起始位置；b.臀桥

泡沫轴单腿臀桥

这个练习是以仰卧位来完成的。你可以将双脚放在地面上完成，也可以将双脚放在泡沫轴上以增加难度。抬起臀部进入一个桥状姿势，然后两条腿交替抬起离开地面（图13.15）。重复动作20次之后，你可以尝试将双脚伸得更远以强化练习，类似于泡沫轴臀桥练习。

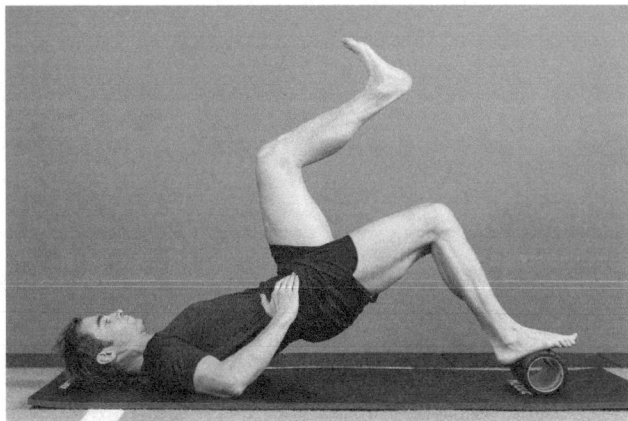

图13.15 泡沫轴单腿臀桥

六角杠铃硬拉

尽管经典的硬拉使用杠铃，但我们更倾向于让运动员使用六角杠铃，因为它有助于保持良好的姿势，防止腰背弯曲。这个练习也可以双手持壶铃进行。

握住杠铃或壶铃，将身体向前倾斜（图13.16a）。注意以骨盆为枢纽，你会感觉到这个动作依靠大腿、腘绳肌和臀部完成，而不是背部。然后恢复站立（图13.16b）。如果你可以正确完成10次该动作，就可以增加负重。

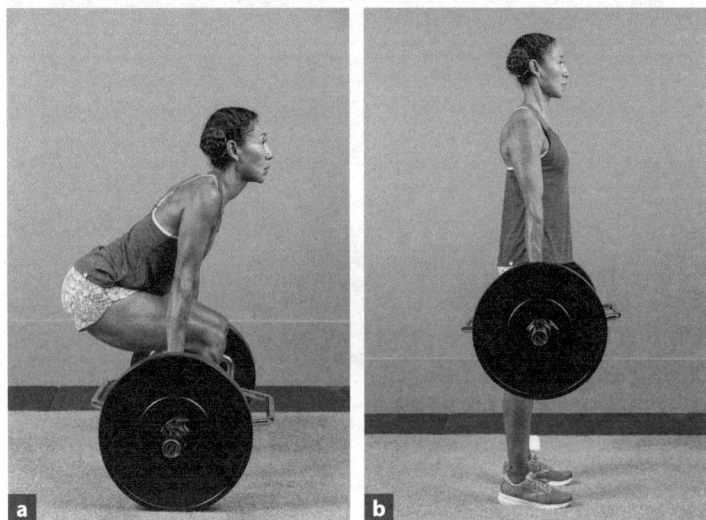

图13.16 六角杠铃硬拉：a. 枢纽前移；b. 站起

单腿罗马尼亚硬拉

　　双手持哑铃或壶铃，单脚站立，像传统的硬拉一样将身体向前倾斜（图13.17）。另一条腿向后伸展。确保保持左右髋部平行，骨盆对侧不要离开站立腿并向上翻转。如果你可以每侧腿完成10次轻负荷动作，就可以增加负重。

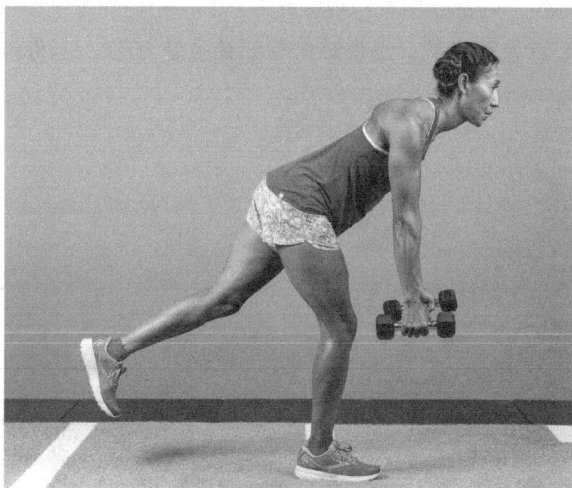

图13.17　单腿罗马尼亚硬拉

臀冲

坐在地板上，双膝弯曲，脚跟尽量靠近臀部，上背部靠在长凳上（图13.18a）。理想情况下可以使用杠铃，两侧杠铃片平衡放置，但也可以用重的壶铃放在腿上代替。将骨盆向上推起，使臀部与肩和膝在同一直线上，臀肌绷紧到达顶部（图13.18b）。随着臀部抬起，你的头和颈部会向后仰，直到靠在长凳上。在将臀部向上推时，你可能会感到轻微的起伏，这是正常的。缓慢降低臀部并重复10次。当你能够轻松完成，并保持良好的姿势时，可以增加负重。

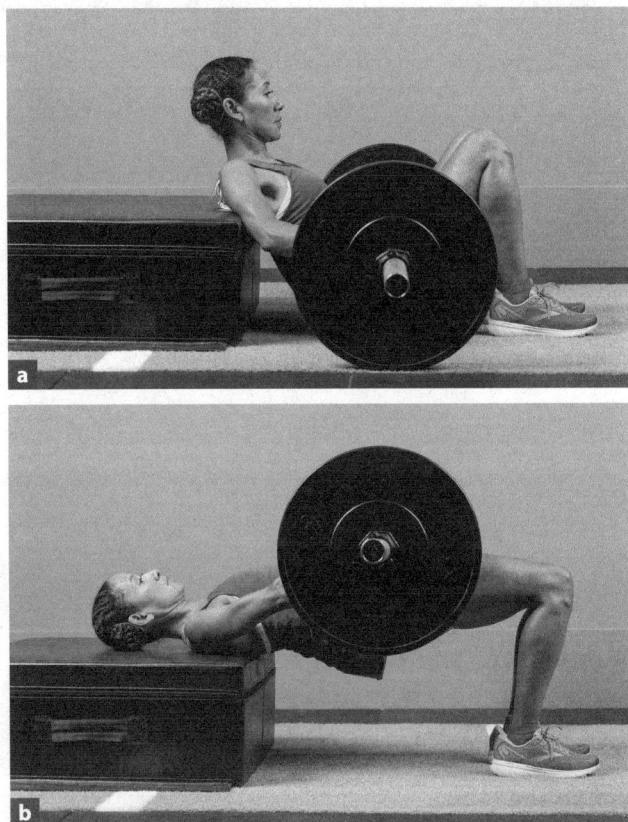

图13.18 臀冲：a. 起始位置；b. 猛推

增强式训练

腘绳肌损伤康复的最后一步是增强式训练。集中练习A-小跳和B-小跳练习（见第16章），以及跳跃式弓步、滑雪步、双腿和单腿跳跃练习，让我们的身体学会动态地激活肌肉，这不仅有助于我们跑得更快，还有额外的好处！

预防腘绳肌损伤的跑步姿势

为了避免对腘绳肌造成过多的压力，你可以做两件事：控制你的跑步步幅，并在跑步前激活和运用你的臀部肌肉。

步幅过大是导致腘绳肌损伤的最常见的跑步错误之一。这种跑步姿势会使腘绳肌承受更多的压力，因为在过度伸展的状态下，你需要让腘绳肌进行非常强烈的收缩。改善这个问题的方法是调整步幅（更小、更快的步伐）和从脚踝处开始向前倾斜。不要弯腰，你要想象当你倾斜时肩、胸、臀和腿在一条斜线上。请参阅第16章，了解更多关于正确的跑步姿态的描述。

跑步前进行臀部激活练习，比如第7章中的侧向脚尖点地和野兽行走，以及第8章中的常见的弓步蹲组合和髋关节弓步内旋，都是提高跑步时臀部参与度的有效方法。这有助于让腘绳肌和臀肌一起发力，从而减轻腘绳肌的负担，尤其是在高速奔跑时。

小结

对于跑者来说，预防和治疗腘绳肌损伤的关键在于恢复骨盆的中立位并在这个位置加强腘绳肌的力量。避免过度拉伸腘绳肌，注意步频和跑步姿势，运动前激活臀部肌肉，这样你就能降低腘绳肌受伤的概率。

第14章

髂胫束综合征

当一名跑者感到小腿或胫骨上方疼痛时，他最不希望的是髂胫束综合征。

要了解髂胫束受伤是如何发生的，首先我们需要了解这个独特结构是什么，它是如何工作的，以及它在跑步中所扮演的角色。髂胫束是一种位于大腿和膝外侧的长而致密的结缔组织带，或者说筋膜（图14.1）。事实上，髂胫束是人体内最大的筋膜组织。它的作用类似于跟腱，像弹簧或橡皮筋一样，帮助我们的臀部和腿部在跑步时前后摆动。进化生物学家认为，髂胫束是我们直立行走的一种适应性产物，对于我们行走和跑步时能量的储存和高效转移至关重要（Reuell, 2015）。

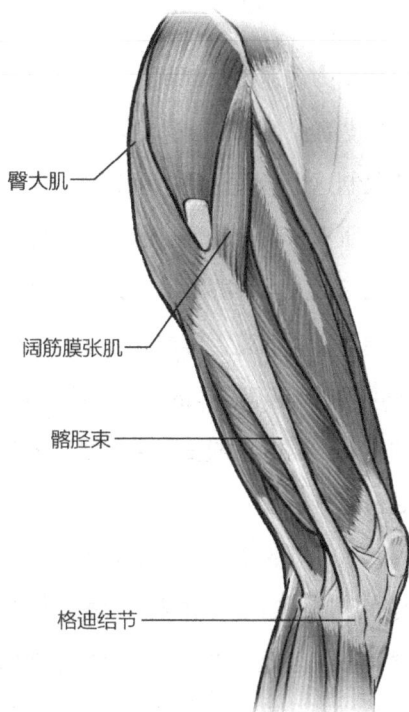

臀大肌

阔筋膜张肌

髂胫束

格迪结节

图14.1 髂胫束

髂胫束综合征产生的原因

那么，髂胫束损伤，即髂胫束综合征，是如何发生的呢？

尽管经过多年的研究并提出了几种新兴理论，科学家们仍未能得出确定的结论。现今认为，导致髂胫束综合征的主要原因包括过度使用、臀部肌肉无力、髂胫束在膝关节（股骨外上髁）前后摩擦，或者腘绳肌下方的脂肪垫和滑囊受到压迫（Fredericson and Wolf, 2005；Hadeed and Tapscott, 2020）。导致腘绳肌疼痛的其他因素可能包括步幅过大、步幅过小、长时间屈膝（坐着），或者在坡地或不平整的地面上跑步。最有可能的情况是这些因素的综合导致了髂胫束综合征。

髋关节活动度不足是导致膝痛的根本原因。髋部肌肉无力或紧张会影响脚着地时股骨头在髋臼内移动。在脚着地的瞬间，骨盆和股骨会屈曲、内收并内旋，与此同时，股骨头在髋臼内滑动并向后旋转。要了解更多关于髋部运动和负荷的内容，请参考第8章。

这个机制将地面的反作用力传递给臀部肌肉，而臀部肌肉利用这个力量推动跑者前进。把它想象成一根橡皮筋：着地时，橡皮筋（臀部肌肉）会被拉伸然后回弹。髋部和骨盆的紧张可能会限制这个负载机制。因为负载（着地力量）必须传递到某个地方，如果不传递至臀部肌肉，就会转移到髋侧面，即阔筋膜张肌。

跑者若存在问题可能会表现出很多的侧向运动（图14.2）——他们试图使用阔筋膜张肌来代替臀肌的功能。不幸的是，阔筋膜张肌在承受负荷和产生力量方面远不如臀肌。如果通过阔筋膜张肌传递过多的力量和负荷，它将过度负荷，变得紧张，从而限制了髂胫束的运动。髂胫束的受限会导致膝关节处摩擦和压缩，最终导致"膝痛"被诊断为髂胫束综合征。

这可能会有点令人困惑。你可能会问："所有这些讨论都是关于髋部的负荷，那为什么我的膝盖会受伤呢？"简而言之，髋部是膝关节的驱动器。髋部发生的任何张力或扭矩都会传递到膝关节，因此结果通常是膝外侧疼痛，而不是髋部疼痛，因为膝外侧的摩擦最大。髋关节设计用于旋转，而膝关节主要设计为前后弯曲，这个关节中没有太多空间来承受额外的力量，因此小的旋转变化也会引起激烈反应。

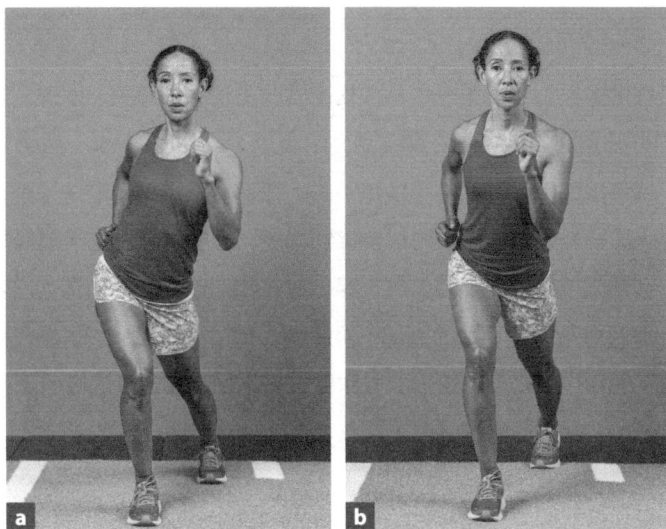

图14.2 髋关节存在：a. 外侧负荷与b. 后侧负荷

因此，加强臀肌、提高髋关节的活动性及改善跑步姿势，对于减轻膝外侧疼痛并预防髂胫束疼痛再次发作起到重要作用。

诊断

既然我们了解了髂胫束以及它为何受伤，那么如何确定我们的膝痛是髂胫束综合征还是其他问题呢？

如果是髂胫束综合征，你会感到膝关节外侧疼痛，并且在来回屈膝移动时会感到疼痛，比如上下楼梯或站起来。

其他引起膝外侧疼痛的常见原因主要包括股骨应力性骨折、外侧半月板撕裂、膝关节炎、外侧副韧带劳损、腘绳肌肌腱炎和髌股关节综合征。这些损伤很难进行区分，因此我们建议，如果你不确定或疼痛在经过4~6周的适度活动和治疗后没有改善，应寻求医疗专业人士的帮助。

案例研究：苏拉娅（Soraya）

苏拉娅在准备参加她的第一次马拉松比赛时出现急性膝关节疼痛。当她来到物理治疗师的办公室时，她说她在跑了大约3英里（约4.83千米）后感到膝关节突然卡住了，疼痛出现后，就很难继续跑下去。在那些坚持跑步的日子里，苏拉娅说她每次站起来离开办公桌或下楼时都会感到剧痛，上楼时感觉也不是很好。

观察：在对苏拉娅的跑步姿势进行评估时，我们观察到她的骨盆过度运动，跑步时核心和臀部力量不足。她的髋部下沉（图14.3），右侧比左侧更严重。她的不良姿势加重了股骨过度内旋，这再次导致膝关节不稳定和过度的侧向负荷。

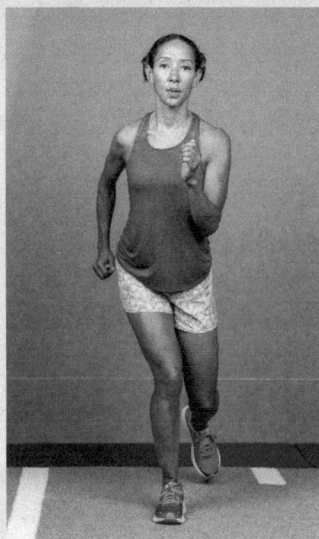

图14.3 髋部下沉

诊断：臀部力量不足导致髂胫束综合征。

治疗：经过几个月的物理治疗，包括筋膜释放（拔罐），核心和臀部加强锻炼及跑步姿势的纠正，苏拉娅能在毫无疼痛的情况下参加马拉松比赛。

案例研究：迈克尔（Michael）

迈克尔正在增加他的跑步量以应对一份压力巨大的工作。之前他是一名狂热的自行车骑行者，但他很想尝试一些不同的东西。像苏拉娅一样，他主诉膝关节外侧剧痛。迈克尔还提到他已经将工作日的跑步距离从3~4英里（4.83~6.44千米）增加到6~8英里（9.66~12.87千米），并且在周末增加了一次12英里（约19.31千米）的跑步。他在跑步和工作期间都感到膝关节外侧疼痛。他还一直在努力控制进餐时间和保持均衡的饮食。

观察：观察迈克尔的跑步姿势和运动模式，我们发现他的股骨过度外旋，使得胫骨内旋增加和足部内旋作为代偿性动作。过度的旋转导致他的膝关节承受过多的扭矩，形成侧向压力，导致髂胫束炎。

诊断：髂胫束综合征，由臀部肌肉紧张引起。

治疗：迈克尔的物理治疗师为他提供了每日运动方案，以避免他在办公桌前长时间保持膝关节弯曲的姿势，还提供了一套髋部活动性锻炼方案，以提升他旋转骨盆的能力，减少膝关节着地时的扭矩，增强对足弓和足部内旋的控制，增强核心和臀部的力量。物理治疗师还讨论了他的训练计划——像他之前那样贸然增加跑步里程是不明智的。这种综合治疗方法可以使迈克尔的伤势痊愈，不再疼痛。

苏拉娅和迈克尔的案例展示了两种不同的运动模式会导致相同的损伤情况，而这只是众多例子中的两个！尽管我们希望本章的建议能帮助你缓解髂胫束疼痛，但每个人的身体都是独一无二的，对你的朋友、队友甚至专业人士有效的方法可能不一定适合你。

治疗与预防

我们已经讨论了髂胫束损伤的原因，让我们再来谈谈它的治疗和预防。预防始终是首要的策略。如果你过去曾出现过髂胫束问题，你就知道它多么令人痛苦。

泡沫轴滚动

保持关节和肌肉的灵活性，既能预防髂胫束损伤，又能使其得到康复。一种常见的用于治疗髂胫束疼痛和损伤的方法是泡沫轴滚动。这种方式是很痛的，但泡沫轴滚动对髂胫束本身没有任何作用。要使髂胫束的长度变化1%，需要对其施加2000磅（约907千克）的压力，说明这个结构的强度很大（Chaudhry et al., 2008）。髂胫束富含神经分布，这意味着两件事：（1）泡沫轴滚动髂胫束会非常疼痛；（2）用泡沫轴滚动髂胫束不会改善膝关节的张力，除非泡沫轴滚动的力量像一头牛沿着你的大腿外侧踩过。因此，专注于滚动和放松与髂胫束相连接的软组织结构才会让你受益更多。与髂胫束不同，这些软组织对泡沫轴滚动有良好的反应，因为它们含有肌肉纤维，而不是结缔组织。

由于阔筋膜张肌紧张可能直接导致髂胫束综合征，我们建议用泡沫轴滚动阔筋膜张肌，它的结构不同于髂胫束的纤维结构。顾名思义，阔筋膜张肌是控制筋膜张力的肌肉。这个词从拉丁文翻译过来，字面意思是"侧束伸展者"，拉伸这个"侧束伸展者"可以减轻髂胫束及其止点上的侧向应力。腘绳肌和外侧股四头肌也连接到髂胫束的侧面，因此这些部位都是适合泡沫轴滚动的区域。臀部肌肉的一部分纤维也附着在髂胫束上，因此滚动这些区域也可以有效缓解膝部的紧张（请参考第8章中的臀肌、股四头肌和阔筋膜张肌的泡沫轴滚动技巧）。与直接滚动髂胫束相比，滚动这些区域通常不会感到疼痛。

如果你已经养成了滚动髂胫束的习惯，就不会对自己造成伤害，一些证据表明，泡沫轴的简单感官刺激有助于减轻该区域的疼痛。不过，滚动我们刚刚介绍的其他区域可能会产生更好的效果。

肌筋膜释放

你可能见过或听说过拔罐疗法，这是中医中常用的一种疗法，并在2016年的奥运会上被迈克尔·菲尔普斯（Michael Phelps）推广。这种疗法有多种好处，包括疼痛管理、改善血液循环、放松和按摩身体，不过在治疗髂胫束综合征时，其用途不同。因为髂胫束综合征是一种压迫性损伤，通过释放压力（即拔罐）来提升和分离筋膜是减少髂胫束在滑过膝关节时的压迫的有效方法。这种解压有助于缓解受伤部位的疼痛，并通过动员整个筋膜链和与髂胫束连接的肌肉来防止过度摩擦和关节压迫。这很容易理解，我们想要解压一个过度受压的区域，尽管无法延长或拉伸这个区域的结构，但我们可以试试将它分离。

物理治疗师治疗髂胫束综合征时，在大腿或膝关节外侧使用治疗性吸盘或拔罐并不罕见。然而，在你匆忙去浴室拿橡皮活塞来"疏通"膝关节之前，要明白这是一种相当激进的方法，不建议在家尝试，需要医疗专业人员或持有许可证的按摩师来确定这种治疗是否可以帮助你。

髋部灵活性

预防和治疗髂胫束损伤的另一个关键点是增强髋部灵活性。正如我们所描述的，髋部僵硬会限制骨盆和股骨的旋转、伸展和内收，这意味着在跑步时你将无法正确地使用臀部肌肉，容易受到侧向负荷的影响。虽然臀部肌肉力量在应对和预防髂胫束综合征方面至关重要，但我们首先必须确保骨盆能够在3个运动平面上自由运动，以便功能性地调用臀部肌肉。骨盆活动性锻炼包括常见的弓步蹲组合、三维髋关节拉伸，在第8章中有详细描述。

髋部力量训练

一旦我们成功调整了髋部运动，就可以开始加强臀部肌肉。臀部肌肉的薄弱和不稳定可能会使跑者更容易过度使用大腿外侧的阔筋膜张肌，从而增加了大腿外侧和髂胫束的张力。需要注意的是，我们应增加髋部内旋（而不是内收）的能力，并在步态周期中保持骨盆的稳定性。因此，虽然有很多锻炼可以强化臀部肌肉，但侧向脚尖点地（第7章）和髋关节弓步内旋（第8章）这些专注于臀部肌肉的训练，更适合髂胫束康复。如果你容易出现髂胫束综合征，我们建议将这两种锻炼融入跑步热身中。

核心稳定性

核心稳定性也有助于预防和治疗髂胫束综合征。核心稳定性不足可能导致步态周期中出现过多的额状面（左右）运动，或者使骨盆处于限制髋内旋的位置。请参阅第9章，了解推荐的跑者核心锻炼。

训练注意事项

无论你拥有多么强大的力量和灵活性，如果在跑步时没有将它们整合进跑步姿势中，都无法有效预防髂胫束综合征。事实上，激活和加强臀肌只是成功的一半，确保在跑步时能更多地运用臀肌而不是阔筋膜张肌同样至关重要。跑前的髋部灵活性练习和臀肌激活，并在跑步时注意从脚踝开始前倾身体，都会有所帮助。再次强调，没有一本书可以替代跑步教练或运动专业人员来改善你的姿势。

最后一个注意事项是跑步节奏。适当的高步频非常重要，因为每跑一步都会在膝关节上产生大量的摩擦，更高的步频可以减少膝关节在每一步中被迫吸收的冲击力。理想的步频大约是每分钟180步。

小结

我们送你一句至理名言：如果你正在应对髂胫束损伤，最重要的事情就是保持耐心。这种损伤愈合缓慢，这是由髂胫束的特性决定的——它为力量而生，但却没有丰富的血管。为了痊愈，你可以在康复期间着重于提高髋部灵活性和力量。这不仅有助于纠正引起损伤的不平衡，还有助于改善受伤区域的血液循环，从而加速康复。

第4部分

健康训练

第15章

聪明的训练原则

本书前面内容致力于描述康复、治疗和减轻跑步相关损伤造成的影响，这些内容非常重要，因为跑步这项运动的损伤风险很高。但比起迅速康复，更好的是第一时间避免损伤。虽然我们承认有些损伤是不可避免的，但谨慎的训练有助于减少损伤的发生。明智的训练计划，除了需要整合力量、体能和灵活性等训练，还必须是一个经过慎重思考、深思熟虑的计划。

事实上，跑步这项运动的训练计划没有绝对的标准。某个运动员的最佳训练方式对另一个人来说可能过于保守，对第三个人则可能过于激进。但我们仍然能够发现一些常见的、导致受伤的错误，并帮助你避免这些错误。试图提高运动水平的跑者经常陷入过度努力的陷阱。所谓过度努力，是指在某次训练里练得太多，但更常见的是在本应轻松调节的训练日练得过量或强度太大，在没有足够恢复的情况下连续多周持续训练，或者试图同时增加训练量和强度。

我们始终需要在风险和回报之间找到平衡。过于保守的训练计划（例如，有充足的休息日、大量的低强度跑动和逐渐增加的训练量）相对安全，但不太可能产生足够的刺激，不足以促进心血管功能、跑步经济性、速度和耐力水平的提高。相反，一个包含大量高强度训练日、恢复时间少和不断增加里程的计划可能会在一段时间内取得成果，但可能会导致过度训练和受伤，最终也无法达到期望的结果。因此，虽然没有适用于所有人的最佳训练方案，但在设计一个可以最大限度提高成绩、远离伤病的计划时，有一些应考虑的原则。

训练分期

聪明、有效的训练的关键原则是训练分期。简而言之，训练分期是一种系统性的训练计划规划方法。与毫无目的地随意练习不同，训练分期给每次、每周、每月和每季的训练分级赋予意义和结构。如果计划制订恰当、执行有效，训练分期可以帮助你在赛季的特定时间达到巅峰状态，同时让你在一年中适当的时间增加额外的恢复和休息。

训练分期之所以有效，是因为它遵循人体"压力—休息"这个循环规律。在训练时我们以跑动的形式对身体施加训练压力，这种压力会产生训练适应。理想的"压力—休息"循环规律包含以下过程。

1. 训练压力或训练刺激——在此期间，你在训练中引入新的训练量、强度或频率。

2. 训练压力导致疲劳——在此期间，运动表现水平降低。

3. 恢复（通常以休息的形式）——在此期间，人体组织逐渐适应以能够应对未来的训练压力。

4. 超量补偿——在此期间，运动表现水平超过施加训练压力之前的水平。

这4个过程形成一个循环，意味着如果想要让运动表现水平不断提高，则这个过程要不断循环往复。换句话说，出现超量补偿之后，除非施加新的训练压力，否则生理素质会下降。

训练计划中有3个可以调整以产生预期训练压力的训练变量：训练量（训练容量）、强度和频率。

训练量指的是训练总量。对于跑步运动员来说通常是跑步所花费的时间或跑动距离。增加跑动总距离是增加训练压力的一种简单方式。

训练强度指的是训练刺激的强烈程度。不是每千米的跑动强度都是相同的。在平地上轻松跑5英里（约8.05千米）与5英里配速跑、爬坡训练或田径场间歇训练是有明显区别的。

训练频率是指训练压力或训练刺激发生的频率。对于跑步训练来说，训练频率通常是指每周跑步训练与休息或交叉训练的比例（关于交叉训练将在后面详细介绍）。对于高级跑者或追求高里程目标的跑者来说，频率也可以指一天中跑步训练的次数。

训练量、强度和频率共同构成训练压力。如果训练压力太小，则不足以带来显著的运动表现提升。相反，如果训练压力太大，疲劳将会过高，也会妨碍运动表现提升。3个训练变量相互依存，通常情况下如果显著增加其中一个变量的值，其他两个训练变量的值保持不变或减少是符合逻辑的。我们训练恢复愿望迫切的运动员、治疗受伤运动员，以及自己身为运动员的经验使我们有信心说，尽管同时努力增加这3个训练变量的值看起来可能是最快的途径，但实际却造成了过度训练和运动损伤，并不会带来你所追求的运动表现提升。

年计划

为了合理地分阶段安排跑步训练，让我们首先从宏观视角考虑整个赛季，或者按照训练分期的说法，考虑一个"大周期"。在一个赛季内，尽管可能有多个比赛（这取决于比赛的距离、所需的恢复时间和其他因素），但真正能够在以一年为单位的大周期中达到最佳状态的次数通常仅有2次或3次。因此，构建大周期的一种常用方法是提前瞄准某个目标赛事，也是期望出现巅峰运动表现水平的时刻，然后逆向规划。例如，如果目标赛事是11月初的纽约马拉松，你应该制订训练计划让运动表现巅峰预计出现在11月的第一个星期日。以此为基础逆向规划，你需要决定：何时开始赛前训练（一般为正式比赛日前3周）？训练计划中跑动距离最长（训练量最大）的训练何时进行（通常是比赛前3周和前5周）？何时应该从基础里程开始进行专项马拉松距离构建（在大多数情况下为比赛日前约4个月）？此时你会发现，将基础阶段（包括较多高强度并主要聚焦于乳酸阈、最大摄氧量、无氧能力、神经肌肉整合、力量等生理素质及恢复的训练）安排在目标赛事之前的春末和夏季是一个不错的规划，这样在7月开始专项马拉松训练时（生理能力）可以准备就绪。

总之，首先制订一个大周期计划，以便于给每个小的训练分期制定特定目标。

月计划

现在，让我们将整个大周期放大，聚焦月度计划，或称为中周期计划。与年计划包含的结构和逻辑一样，月计划（中周期）也必须考虑整体进阶情况，整合困难和轻松的训练阶段。典型的月计划一般包括3周的累积期和1周的恢复期。累积的最简单方式是增加训练量：第二周在第一周的基础上增加几千米，第三周增加更多，然后第四周略微减少。如同所有指南一样，这个模式并非金科玉律。一些跑者可能会在第四周保持训练量不变，但完全移除周中的锻炼（也就是降低强度）。还有一个计划是跳离"4周中周期"的概念，而是选择3周或5周作为中周期。有些运动员恢复得很快，可以应付时间更长的中周期（例如，累积期保持4周而非3周），而对于容易疲劳的运动员则更受益于更短的中周期。

许多跑者和教练喜欢严格遵守所谓的"10%规则"：跑者对周跑动总里程的增加不应超过10%。虽然这是一个不错的指导原则，但这个原则对从15英里（约24.14千米）增加到16.5英里（约26.55千米）的新手与从90英里（约144.84千米）增加到99英里（约159.33千米）的经验丰富的老手的效果有很大差异。即使是最保守的教练也不会对前者的情况产生担忧，而后者可能会让很多教练叫停。对于没有跑步经验的人来说，一次性增加10英里（约16.09千米）确实过多，但在几周的训练后每周增加2英里（约3.22千米）的训练量是完全合理的。因此，虽然不要过快地增加训练量，但也没有必要过多地担心确切的百分比。

周计划

现在，让我们来看一下典型的训练周，训练分期术语中被称为小周期。在大多数情况下，交替安排轻松和困难的训练日效果更好。典型的训练周如下所示。

周一：轻松跑、交叉训练或休息。

周二：田径场训练或其他间歇训练。

周三：轻松跑。

周四：速度或爬坡训练。

周五：休息。

周六：长距离跑。

周日：轻松跑或交叉训练。

注意这个计划是如何将有难度的训练日分隔开的，较困难的训练日之间至少有一天的休息、交叉训练或轻松跑。这能够使你获得足够的休息，并在困难日中表现更好。凯恩（Cane）教练发现表现不佳的跑者最常犯的错误是轻松日的训练仍然太困难，结果后续的困难日表现得令人失望。接着跑者感到内疚和沮丧，于是在下一个轻松日努力，之后在下一个困难日再次陷入困境。试着接受"轻松训练日就应该轻松"的概念，这样困难日训练才能更有成效。

当然，周计划的构建方式也并非唯一。凯恩教练的一些顶级运动员执行周中安排两次以提高跑动距离为内容的"高质量"训练日的周训练计划时比较费力。在这种情况下，最好的调整方法通常是仅在周中的周二或周三安排一次高强度训练，在周六安排长距离跑动，其他训练日均进行轻松跑训练。周六进行长距离跑动，并在之前休息一天，是最常见的安排方式，但也并非唯一的方式。如果你在为马拉松比赛做训练时将所有的长距离跑动都安排在相对精力充沛或休息较充分的训练日进行，从概念上来说，你仅为马拉松的前几千米而非最后阶段进行了训练。马拉松历史上的很多知名人士，从菲迪皮茨（Pheidippides）到基普乔格（Kipchoge），都从未说过前几千米很难跑，因此一些教练（包括凯恩教练）建议偶尔也需要在相对疲劳时进行长距离跑动，例如在周六长距离跑动之后的周日或者在周六前的周五，为马拉松做准备。

如你所料，周计划中跑动训练的分配也在很大程度上取决于目标赛事。一英里（约1.61千米）竞技赛的跑者会将训练时间更多分配给高强度训练，而马拉松选手则会强调每周的长距离跑及整体训练量而不是速度。与一般认知可能不同，各种马拉松赛选手也会受益于更快的、高质量的英里赛，英里赛跑者也可以受益于相对较高的跑动总量。周训练的结构通常会保持一致，但训练内容分配会有所不同。

周训练的所有训练刺激并非一定要严格地在7天内分配完毕。虽然周计划以"周"为名，但对于一些运动员，特别是参加大师赛的较年长跑者，通常需要更多的时间来恢复，这个训练周期可以延长至9天或更多天，为这类运动员在多次急性压力（即训练压力）之间提供更多的恢复时间。

日计划

现在我们对一个赛季、一个月和一周的训练计划已经有了一定的了解，接下来让我们看看单次训练课应包含什么内容。不管你是要进行长距离跑、配速跑、田径场训练、上坡重复训练还是轻松跑，每天的训练结构都应该保持一致。

从热身开始，虽然跑者常常忽视这个不太引人注目的部分，但其对预防损伤和提高表现的作用至关重要。热身对训练和比赛有多种好处，它可以提高体温，将血

训练计划示例

让我们深入了解一下特定的、具体的锻炼细节。对于一个参加从5千米到马拉松距离不等比赛的跑者来说，典型的星期二田径场训练可能包括总距离为3~4英里（4.83~6.44千米），5千米或10千米比赛配速跑训练，全部训练里程分解成若干次，以轻松跑作为间歇。例如，5次5千米比赛配速下的1千米的跑动，每千米跑动之间配以400米慢跑作为间歇；又或4次10千米比赛配速下的800米的跑动，配400米慢跑作为间歇，之后进行3次5千米配速下的400米跑动，配200米慢跑作为间歇。

配速跑通常指"令人舒适而有难度的"或"速度较快但仍能持续"的训练。它不是比赛速度，甚至不是在田径赛道上达到的速度，但也不是悠闲的慢跑。一个典型的配速跑可能是以半程马拉松比赛速度跑4英里（约6.44千米）或者以马拉松速度跑3英里（约4.83千米），最后以半程马拉松速度跑2英里（约3.22千米）（当然，所有训练都应该以热身开始，以冷身结束）。

爬坡跑是高质量训练的另一个例子，有时可以替代间歇或配速跑。一个典型的爬坡训练可能是在6%~10%的坡度上进行4~8次每次持续2~3分钟的跑动，然后慢跑下坡，以提高基础生理素质水平；或者在10%~15%的坡度上重复8~12次，每次持续30秒，然后慢跑下坡，以提高速度和跑步技术。

最后，我们来谈谈长距离跑动。对于一名1500米或5千米长跑选手来说，每周或每两周进行一次10~12英里（16.09~19.31千米）的长跑可能已经足够了；而马拉松选手通常会在马拉松专项训练初期，将长跑距离定为10~12英里，之后在专项训练末期逐渐增加到18~22英里（28.97~35.41千米）。总体来说，尽管与直觉相反，速度较快的马拉松选手通常应该将长跑速度设定为明显慢于预期的马拉松比赛配速［每英里（1英里约等于1.61千米）慢30~45秒］，而那些目标速度较为温和的选手在长跑训练时应尽量贴近马拉松配速（每英里最多慢15秒）。

液输送给即将工作的肌肉，还能润滑关节，为保障训练安全做好有效准备。动态的热身动作，如摆腿（前后和侧向）、四式半蹲、各种弓步及三维髋关节拉伸，都是不错的开始。之后整合纳入若干本书第 16 章中描述的训练，开始若干跑动练习，强度由弱逐渐增强。进行若干短距离跑动是提高腿部关节活动度并为即将进行的训练做好准备的好方法。在这里，没有必要进行经典的静态拉伸。关于这一点，我们将在冷身阶段讨论。

不热身是不明智的。对于轻松训练日来说，热身可以选择一些温和的动态练习，之后衔接轻松的慢跑作为训练的开始，但对于较高强度的训练日来说，热身要更加彻底。完全忽视热身会降低后续训练的效果和安全性（经典的比喻是橡皮筋：温热的橡皮筋能被拉扯得更长，而冷的橡皮筋更容易断裂）。

热身之后，就是正式训练内容，包括间歇训练、爬坡跑、积极恢复和其他训练，具体的训练类型我们稍后会有涉及。

完成全部正式训练内容之后应该进行的是"冷身"。由于时间问题，运动员也经常忽视冷身，但这对身体可能有害。顾名思义，冷身的主要作用与热身相反。还记得热身运动是如何促进血液被输送到工作的肌肉中吗？冷身运动有助于重新分配有限的血液供应，因为训练后肌肉对血液的供应需求降低，内脏器官将受益于重新获得更多血液供应。（当你跑步结束时，血液和剧烈运动的代谢副产品乳酸往往会在腿部积聚，除非进行足够的冷身运动来重新分配这些血液。如果你曾经在跑步后坐下或躺下，再起身时感到头晕或眩晕，那么很可能经历了直立性低血压，这是因为体位变化引起血压下降，同时训练后血液滞留下半身也会加剧这样的情况发生。）

通常情况下，跑步强度越高，所需的冷身时间就越长。例如，轻松跑训练后，只需要 3～5 分钟的快速步行就足够了，而激烈的田径场训练后至少需要 1 英里（约1.61 千米）的轻松跑作为冷身。

拉伸的价值

许多跑者在跑步后立即进行静态伸展，而那些跳过了这个环节的人通常会后悔没这样做。但拉伸真的有作用吗？

一般来说，跑者做任何事情的目标都是提高运动表现，令其感觉更好，或降低受伤的风险。为此，从跑步教练到体育教师再到医生和其他专业人士，都一直向跑者推荐静态拉伸。

跑者被告知要进行拉伸来提高速度，降低受伤风险，预防、缓解酸痛，提高跑步经济性等。关于这个话题，已经存在无数相关的课程和图书。无数的团体训练也以拉伸开始和结束。但静态拉伸无论是对提高运动表现还是对预防运动损伤，都是存在一定争议的。

让我们更详细地了解一下为什么跑者要进行拉伸，以及拉伸是否能真正达到预期效果。

静态拉伸是否能缓解酸痛

我们都曾在剧烈运动后的一两天后，醒来时感到延迟性肌肉酸痛（DOMS）。许多人本能地开始进行拉伸来缓解疼痛。然而，大量研究表明，拉伸对减轻延迟性肌肉酸痛的严重程度或持续时间没有任何作用（Herbert, de Noronha and Kamper, 2011）。

另一个常见的误解是，训练后需要清除乳酸（或其他神秘而未被命名的"毒素"）。经科学研究论证后，这个观点与事实相距甚远。首先，乳酸不会在训练后让你的肌肉酸痛（Schwane et al., 1983）。此外，无论你是否进行拉伸，乳酸都以相同的速度排出。如果真的急于将乳酸水平恢复到基准线以下，积极的冷身可以稍微加快这个过程，但实际上不需要担心，因为不管怎样，堆积的乳酸都会很快消失（Menzies et al., 2010）。

只要动作轻柔，不刺激已经受损的组织，拉伸疼痛的肌肉可能会让训练者感觉更好，如果存在这种情况，本书不会强烈反对进行拉伸。你只需知道拉伸会起到什么作用，以及不会起到什么作用。

静态拉伸是否可以预防受伤

我们都听别人说过应该进行静态拉伸，因为提高柔韧性意味着降低受伤的可能性。但这是真的吗？正如你所想象的那样，拉伸确实可以提高柔韧性，但这会提高训练的安全性吗？根据撒克（Thacker）等人所说，虽然拉伸可以提高柔韧性，但高质量研究表明，拉伸所带来的柔韧性可能不会降低损伤风险。实际上，一些研究表明，过于柔软的人和柔韧性较低的人一样容易受伤，而柔韧性适中的人受伤风险最低。琼斯（Jones）和克纳皮克（Knapik）发现，士兵中柔韧性较高或较低的人，其损伤率是柔韧性适中的士兵的两倍以上。换句话说，柔韧性越高并不会对预防损伤越好。记住，具备足够的紧张度并能够被拉伸到必需长度的肌肉才是强壮的肌肉。

当然，拉伸对需要极大关节活动范围的运动员可能会有不同的结果，因此如果你是一名体操运动员或马戏团的柔术演员，请务必进行拉伸。但对于跑者而言，拉伸似乎并不是预防受伤的"灵丹妙药"。

静态拉伸能改善表现吗

在你参加过的每场比赛中，你可能都见过：跑者弯腰屈体触碰脚趾以拉伸腘绳肌；单腿站立，拉起另一条腿并向后拉伸股四头肌；靠树拉伸小腿等。这些动作一定能帮助他们速度更快吗？并不是这样，事实可能正好相反。许多研究表明，在比赛之前进行静态拉伸不仅不会提高表现，还可能会使表现下降。例如，一项研究（Wilson et al., 2010）发现，与不进行拉伸的跑者相比，进行拉伸运动的跑者表现下降。一些研究甚至显示拉伸后24小时内都会对跑动速度产生负面影响（Haddad et al., 2014）。

此外，研究表明，柔韧性较低的跑者比柔韧性较高的跑者在跑步经济性方面表现更佳（Craib et al., 1996）。这意味着在任何既定速度下，柔韧性较低的跑者具有更低的代谢成本。尽管跑者生理能力差异很大，但即使是生理素质最优秀的跑者也能受益于跑步经济性的提高，这表明提高柔韧性并不一定对运动表现有利。

这是否意味着拉伸毫无价值？未必如此。如果缺乏必要的柔韧性，肌肉无法有效和高效地运动，或令人无法安全地进行日常活动，那么尽管放心去做拉伸。

柔韧性和灵活性

至此我们已经陈述了关于静态拉伸的旧有观念，现在让我们看看作为一名跑者，什么才真正有助于你。与其关注柔韧性，不如来谈谈灵活性。很多时候，你会把这两个术语相互混淆，虽然它们具有相关性，但具有不同的属性。

柔韧性是被动的，而灵活性是主动的。柔韧性是指被动应对外部力量，如体重、重力或弹力带等被拉伸的程度。想象一下用右手将左手尽力向后扳，你会感到手腕部肌肉的拉伸，这就是柔韧性。现在，不用右手施加外力，只使用腕部肌肉主动地将手腕向后伸展，这表现出的就是灵活性。

尝试进行下述动作：单脚站立，核心和髋屈肌收紧，然后将你的膝关节抬起拉向胸部。膝关节抬起的高度是衡量髋关节灵活性的标志。接下来，用你的手臂环抱膝关节并将其抬得更高，这展示了髋关节的柔韧性。

同样地，你可能具备足够的柔韧性做出分腿下叉动作，但如果没有足够的力量辅佐，你仍然无法在跑步时做出足够幅度的髋关节伸展，以表现出足够长的步幅。另一种判断方式是活动范围，以及在该活动范围内是否具备足够的力量。增加活动范围的同时但不具备足够的控制力和力量，会增加受伤的风险。

一个理想的热身流程应从受泡沫轴刺激感觉有点紧张或有问题的部位开始，之后进行动态热身。第8章中描述的三维髋关节拉伸和常见的弓步蹲组合练习非常适合用以全身、三平面的动作调动。

动态热身之后，花几分钟时间激活在预防受伤中起重要作用的肌肉群，例如进行侧向脚尖点地（第7章）和跑姿弓步练习（第9章）。从轻松的慢跑开始，然后逐渐增强强度进行一些折返跑和冲刺，之后便可以进行正式训练内容。当然，此处的理想热身示例对于每次出门进行轻松跑来说并不是必需的，但在进行高质量和高强度训练时应坚持采用。

训练后应继续保持活动一段时间以进行冷身，促进肌肉的血液流动，从而有助于代谢废物排出。冷身活动的速度不是绝对重要。对于一些跑者来说，冷身甚至可以选择慢走散步。强度较大的运动后应持续活动15~20分钟。接着，使用泡沫轴滚动按摩任何感觉紧张的部位，并进行你喜欢的温和的静态拉伸。最后，不要忘记补充适当的水分和能量（根据锻炼的时长和强度而定）。

交叉训练

这取决于项目类型，你可能期待或者害怕交叉训练的日子。虽然很多跑者把交叉训练看作他们在脱离主项的训练时期内的代替性活动（而且许多人仅仅把交叉训练看作在受伤期间保持体能的手段），但它可以是一个有价值的工具。例如，自行车和游泳这种不产生或仅产生较低冲击力的运动可以带来心血管功能的刺激，而不会带来与跑步相关的骨骼压力。因此，对于正在康复的跑者或需要休息的跑者来说，这些活动都很适用。当然，如果你的目标是5千米、10千米、半程马拉松或全程马拉松，跑步仍然应该是训练工具箱中的主要武器，但不是唯一的武器。执教过众多铁人三项及长距离跑选手的凯恩教练经常让铁人三项运动员转项成长距离跑步选手，让他们进行高质量的跑动训练和长距离跑动训练，但在其适应更高里程的过程中加入一些游泳和自行车训练。这个策略也适用于正在康复、休息、容易受伤或者正在为更长距离的比赛做准备的跑者。

力量训练

鉴于力量训练不是跑步，它也可被视为一种交叉训练。不过相较于其他（诸如游泳、自行车）对跑者来说是有氧运动的备选方案，力量训练则对跑者整体健康和降低运动损伤风险是至关重要的必选项。

从提高跑者运动表现的角度，你可能会听说有关力量训练的内容。以提高跑步运动表现为出发点的力量训练通常将重点放在与跑步相关的主要肌肉——如腘绳肌、股四头肌和髋关节肌群的增强上，以提高运动表现。实际上，力量更大的肌肉是否可以直接转化为更快的长距离跑动速度，（如果仅由运动科学研究者来进行判断）科学界仍未达成一致看法。从当前研究结果来看，力量训练提高运动表现是因为提高了跑步经济性，而并非提高了其他生理素质，如最大摄氧量或乳酸阈（Jung, 2003）。力量训练可能不会让你跑得更快，但可以提高身体强健程度，以便更好地应对训练的需求，降低损伤风险。也就是说力量训练让你增加了受伤的缓冲区。

本书的作者中，一位是运动生理学家，一位是物理治疗师，他们坚信力量训练对于跑者来说至关重要。解决肌肉的薄弱和不平衡问题可以帮助跑者预防受伤或减轻受伤程度，从而避免了训练机会的丧失，进一步提高整体表现。

频率

在我们深入讨论什么、何时、如何以及为什么要进行力量训练之前，让我们回答一位跑者常常提出的问题，该跑者只想跑步而不愿做任何其他事情："我需要多久进行一次力量训练？"简短的答案是，"虽然这取决于训练目标，但你可能不如想象的那样需要频繁进行力量训练。"凯恩教练通常在非赛期安排提高力量的训练，并在赛季期将目标设定为保持在非赛期产生的力量水平。通常情况下，非赛期力量训练安排每周2~3次，而赛季期内则是每7~10天进行一次力量训练。虽然更频繁地进行力量训练似乎更好，但也要认识到肌肉同样需要时间来从力量训练的压力中恢复过来。对于处于赛季期的跑者来说，时间表可能需要定期调整，以优先考虑跑动训练和比赛，但可能令你惊喜的是较少的力量训练量足以保持在非赛期大训练量阶段产生的力量训练适应。上述建议适用于健康的跑者，如果你处于康复过程中，即使在赛季期内，每周2~3次的力量训练也是必要的，尤其是对于肌腱损伤的情况。

训练的动作姿态

本书的主要目的是帮助你治疗和预防运动损伤，因此安全性在进行力量训练中至关重要。毕竟，本应使你保持健康的训练令你受伤是得不偿失的。确保在力量训练时安全的关键是什么？是保持正确的动作姿态。

如果你是一名极具竞争力的跑者，正确的动作姿态通常意味着要将自尊心放在一边。健身房里进行的是力量训练而不是比赛。我们更希望你在进行某项练习时保持完美的动作姿态，而不是以牺牲动作姿态为代价进行练习。错误姿态不仅会增加你受伤的机会，还会降低练习的效果。

所谓的正确动作姿态是指什么？并不是指要模仿竞技举重运动员，虽然可以向其他运动员学习，但模仿奥林匹克举重运动员是不明智的。将重物从A点移动到B点是他们运动的明确目标，因此他们的任务是在规则允许的范围内使用一切技术来实现这一目标。这些技术包括屏住呼吸（技术上称为瓦尔萨尔瓦动作，对血压有影响且可能非常危险），利用动量将重物移动到发力较弱的黏滞点，或其他基于经验的特技，比如使用不完全的动作幅度等。竞技举重选手正在竭尽全力使执行力量和爆发力动作变得尽可能容易，但你的目标可能正好相反。他们的目标是展示力量，而你的目标是增加力量。如果增加额外的重复次数或增加一些重量会影响到动作的正确性或安全性，那么最好不要这样做。

我们常常看到一些运动员更注重数量（负荷的重量和重复次数等）而不是动作姿态。如果你不能始终保持正确技术动作，那就不要为了完成一组10个俯卧撑而选择不完全运动幅度或者每次重复动作之间过长时间的休息，而且始终保持肘部锁定姿态。相反，要灵活地调整俯卧撑动作，例如让膝关节着地的退阶动作，减少相对负荷，使你更容易将胸降低到标准高度。更重要的是，这可以让你在完整的关节活动度（ROM）内增加力量。因为肌肉只能在它们被训练的活动度范围内变得强壮，不完全活动度的俯卧撑仅会让你在有限活动范围内更强壮，但对整个活动度范围中其他被忽视的部分影响有限。

力量训练涉及的术语

为了使自己能在力量训练馆感到舒适，你应了解一些描述力量训练练习和课程的术语。

活动度

活动度对于保持良好的训练动作姿态至关重要，通常在力量练习过于困难时被忽视。在大多数情况下，最好的做法是使肌肉在完整的活动度范围内工作，以最大限度地提升力量。例如，靠墙静蹲是治疗髌腱炎和髌股疼痛综合征非常有效的练习，但对于一般的力量增长，应该使用弓步、深蹲或其他能够使肌肉在更大活动度内工作的动作。

重复次数

完成一次某个力量训练动作被称为一次重复，或简称为"rep"。重复次数是力量训练的最小单元。竞技举重运动员的目标是一次最大负荷重量，也就是他们可以一次举起的最大重量。对于跑者来说，1RM也许不是关注的重点，也不是需要测试的东西。应专注于尽一切努力确保每一个动作的姿态都是安全正确的，并且尽可能使每次动作质量保持一致。

组

一组连续进行的重复次数被称为一组。例如在休息之前连续进行10次重复，如果以相同形式完成2次，那就是完成了两组10次的重复，通常标识为"2×10"。一般来说，除非另有说明，我们希望本书读者进行力量训练时大多数组内的重复次数在8~12次的范围内。

训练容量

在一次力量训练中所做的总组数被称为训练容量。通常，我们建议跑者保持相对较低的训练容量，以确保不会花费太多时间。换句话说，相对于4~5组，我们通常更推荐进行1~2组力量练习。这种策略是有一定理论依据的。首先，低训练容量在肌肉力量和力量耐力上的训练适应，与高训练容量相比是较为相似的。跑者经常担心力量训练会导致肌肉肥大，也有证据表明额外的组数（不会增加额外的肌肉力量方面的适应）确实会导致肌肉肥大（Schoenfeld et al., 2019）。另外，显而易见的好处是完成较低的训练容量可以花费更少的时间。

抗阻形式

力量训练中的负荷形式，也就是对抗外部阻力的方式有很多种。最简单的形式是对抗重量（如哑铃、杠铃、壶铃，甚至是你的体重），你要抵抗重力才能移动负荷。阻力还可以是弹力带、配重或机器产生的气动阻力。不同抗阻形式各有优缺点，但总的来说，能够让肌肉付出努力工作得到训练的抗阻就是有价值的抗阻。

通常情况下，在学习新动作或进行长时间没有做过的训练时，要以最小的阻力为起点。原因是要保证训练动作的正确。一旦你能够完美地完成规定的重复次数，就可以增加阻力负荷，增加幅度大约为5%。相反，如果你不能保证在不破坏力量训练动作正确性的前提下完成最低次数要求，最好减小阻力。

强度

力量训练的强度是一项难以测量的变量，但它是非常关键的。与易于量化的抗阻负荷大小或重复次数不同，评估力量训练的强度是困难的。理论上，你只能准确地识别零强度，也就是你什么都不做，或者100%强度，也就是你需要竭尽全力。

如果不达到一定的强度阈值，将无法募集足够多的肌肉纤维以增强力量。因此，我们希望力量训练具备较高强度，在每组最后一次重复时强度接近100%，但是仍要注意强度不要过高以至于牺牲动作姿态或安全性。

动作速率

一个常见的误解是，更快的动作速率会优先招募快缩型肌纤维以加快速度。事实上，不论动作速率如何，肌纤维总是按顺序招募，先慢缩型肌纤维后快缩型肌纤维。因此更快不一定更好。另外，克服阻力的速度会影响练习本身的难易度。较快的动作速率可能会让你利用动量降低练习难度，过快的动作速率也可能使训练变得不太安全。因此，我们建议专注于缓慢而有控制地练习大多数动作。

练习选择

选择做哪些力量训练会影响训练的效果。选择提升主动发力肌群力量的练习，同时也要注重核心力量和有助于减少不必要动作的稳定肌。本书中你会看到一些特定运动模式并包含3个运动平面的练习，以及强调提升力量的练习。

如果出于治疗的目的，你的力量训练选择出发点要优先服务于治疗目标。如果你是为了一般性整体健康而训练，最好先进行涉及多关节和大肌肉群的练习（如深蹲和硬拉），然后再逐渐进行一些针对小肌肉群的练习（如肩部推举）。以下是我们经常向健康运动员推荐的一些练习，旨在增强力量并预防受伤。

- 保加利亚式分腿蹲（第7章）
- 硬拉（第13章）
- 臀冲（第13章）
- 三维髋主导平板支撑（第9章）
- 侧向平板支撑提膝碰肘（第9章）

- 俯卧撑或引体向上（如果需要，可以对练习动作进行适当修改以保持正确
  姿态）

小结

没有一项训练建议适用于所有的跑者，但本章提供的指导原则有助于最大限度地挖掘潜力，同时避免不必要和无效工作的训练计划。我们鼓励你采纳本书介绍的制订训练计划的基本概念和原则，然后根据自己的需求制订满足你特定需求的"聪明的"训练计划。

第16章

理想的跑步姿态

本章的标题中"理想"一词可能稍有点误导。实际上不存在所谓的理想跑步姿态。事实上，一些伟大的长跑运动员的跑步姿态可能并不理想。比如，曼哈顿大学的前长跑健将帕特·彼得森（Pat Petersen），他3次在纽约马拉松比赛中获得前五名。他去世后，《跑者世界》（*Runner's World*）杂志写道，"他的跑步风格也吸引了很多负面关注，他姿态笨拙，挥舞的手臂被一名记者用'糟糕'来形容"（Hanc，2015）。然而事实是每当教练试图"矫正"彼得森的步态时，他的成绩都会下降。

《姿态不佳的快速奔跑者》（*Bad Form, Fast Runner*）一书的一章专门叙述了前世界纪录保持者葆拉·拉德克利夫（Paula Radcliffe），她跑步时看起来像是患有慢性打嗝疾病的病人。她的姿态可能不值得学习，但对她来说有效——她分别赢得了3次纽约和伦敦马拉松赛。虽然我们也许无法从她的姿态中学到什么，但我们可以学到"理想姿态"的概念是有缺陷的。

的确，跑步的一大特点是它的纯粹性。跑步不同于体操、跳水或花样滑冰，不会有风格得分，也不会有艺术解释的奖励。第一个冲过终点线的选手获胜，就是这样。

良好跑步姿态的实践

然而，我们希望跑者能够记住一些理念和训练实践。这样做可以有助于使你成为一个从物理机械角度来说更加合理和高效的跑者，并有助于避免你受伤。

简而言之有4个要点。

1. 保持放松但具备足够刚度。

2. 不要浪费能量在不必要的动作上。

3. 保持微小的前倾。

4. 让双脚轻柔地落在重心下方。

这些理念听起来都相当简单，但将它们付诸实践可能会有些棘手。此外，我们希望你了解为什么它们很重要，以及如何帮助你。因此，让我们从头到脚对跑步姿态进行详细讨论。

头部和颈部

从保持整条脊柱自然伸长不被压缩开始讲（图16.1）。你可以想象一个气球轻柔地在你头部的中心上升。另一个常见的指导提示是"跑得高"。这个提示有助于指导你跑动时保持脊柱伸展和姿势良好。但是还是要注意，因为这个指导提示并不是要求你保持脊柱或身体垂直于地面的伸展，跑动过程中要保持轻微的前倾，只是这不同于驼背，而是从脚踝开始的身体姿态前倾。换句话说，将伸展开的身体以脚踝为原点稍前倾几度。这样的姿态有助于臀部肌肉激活，并让核心肌肉充分发挥作用。

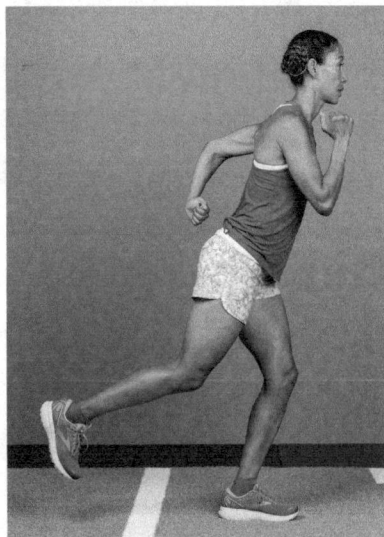

图16.1 "跑得高"的姿态示例

除此之外，要抬头（不是仰着头），下巴轻微往回收（而不是向前突出）。许多跑者存在跑动过程中视线落在脚或者地面的习惯，这会破坏跑步姿态。除非你在进行技术练习，否则这样做没有意义。凯恩教练的长期合作伙伴沙恩·尼尔（Shane Neil）曾说过："赛道上没有地雷。"看向你要跑向的地方，而不是你所处的地方。

肩

你的肩应该自然并放松，不要耸肩。耸肩不仅是不良的姿态，而且会使肩过于向前，造成圆背，压迫胸部空间从而限制呼吸。如果肩放松，你会呼吸得更容易，呼吸得越容易，跑步时感觉越好。

跑者经常犯的另一个错误是疲劳时开始抬升或耸起肩膀。这样做起初可能感觉没什么，但最终可能会导致肩膀和颈部的疼痛。另外，肩与脚不相连，提高它们的位置并不会使你跑得更快！请注意跑步时肩膀的感觉，如果发现肩膀耸起来，则轻柔地将肩胛骨向下和向后移动，有意识地降低肩部高度。

手臂

跑步时，腿要付出很大的努力，上半身也在帮助推动你前进。通常来说，跑的距离越短，对上半身的利用就越多。冲刺跑运动员会将手从腰部摆动到面部，而马拉松选手的手臂通常动作较小，以节省能量。然而，无论哪种情况都需要手臂的摆动来帮助身体前进。

无论你在多大程度上使用上半身，都要确保手臂以肩关节而不是肘关节为轴进行旋转（图16.2a和图16.2b）。仅在肘关节处发生运动（伸展和弯曲前臂）通常会造成能量浪费。因此，理想姿态是保持肘部弯曲约90度，并保持该位置，而不是像进行"空手道劈砍"一样直臂。上臂应该靠近躯干，甚至可能会与躯干摩擦。促进正确的以肩部运动带动手臂动作的动作提示是"向前伸"和"向后推肘"。

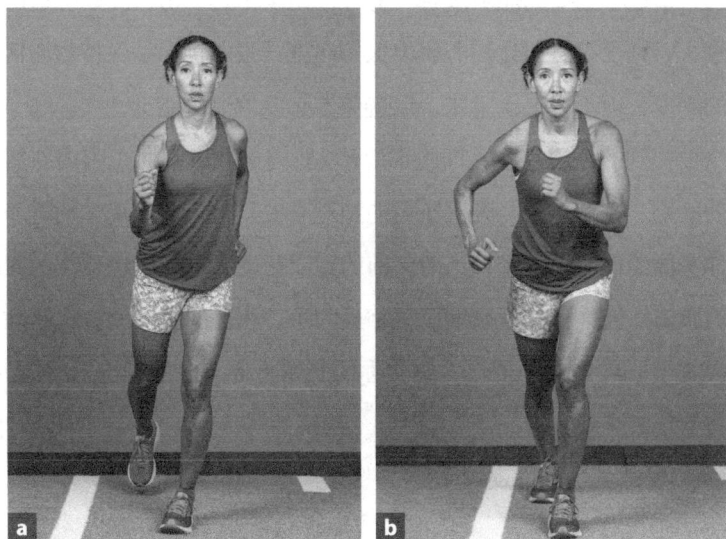

图16.2　手臂动作：a. 良好姿态的跑者（肘部弯曲，手臂紧贴身体，没有横向越过身体中线）；b. 姿态不佳的跑者（从肘部摆动而不是从肩部摆动，手臂越过中线）

最后，避免过多的手臂横向摆动。如果你的手越过身体中线，很可能需要带动对侧的腿来抵消手臂摆动带来的横向力矩，从而浪费能量（请记住，跑动中你是向前运动，而不是侧向）。防止这种情况的一种方法是伸出大拇指做打出租车或搭便车时候的动作。这会使你的前臂轻微外旋，手腕有向天空翻的趋势，从而防止手臂摆动超过身体中线。

手

跑步时请保持双手放松，不要紧握拳头，因为紧绷的手指会浪费能量，并通常会将肌肉紧张传导到手臂、肩膀和颈部。常用的动作提示是想象你在大拇指和食指之间夹着一片薯片，跑步结束时薯片不要被夹碎。

腹部或核心

这是一个在讨论跑步姿态时经常被忽视的部位。你需要找到腹部肌肉在过于放松和过于紧张之间的平衡点。如果核心区域太松弛，身体会变得不稳定，上半身出现倒的倾向，造成不必要的能量浪费。另外，跑步不是拳击，除非旁边的人要给你一记右勾拳，否则没有必要让核心肌肉保持高度紧张。目标是保持核心区域稳定并具备适当的刚度，但不要过于紧张，以避免不必要地浪费能量。

另一个要提到的是腹直肌（即腹部的6块肌肉）和腹斜肌（腹内斜肌和腹外斜肌）之间的区别。在跑步中，腹直肌可能相对来说只是为了展示你的好身材，这些肌肉位于你身体的前面上下排列，对向前的跑动帮助有限。围绕腰部的腹斜肌才是真正工作的肌肉。当你自然而然地以"相反的手、相反的脚"的方式跑动时，腹斜肌与对侧髋关节肌肉也共同工作，旋转你的身体将你"向前抛出"。强壮的腹斜肌对良好的姿势至关重要！

髋和骨盆

辨别自己髋部的位置可能会具有挑战性，但如果你的髋部周围通常感到"紧绷"，尤其是如果你正经历慢性损伤，那么你应该去专业人士那里咨询一下。简而言之,你的骨盆需要足够的旋转来应对跑步周期中的缓冲和推进阶段。当你着地时,骨盆后旋,股骨带着地面冲击负荷向髋关节移动,拉伸或激活髋部肌肉。然后,当推进阶段发力蹬地时,髋部像弹力带一样工作,随着髋部向前旋转,使你向前推进。

适当的髋部活动度对于跑者至关重要,而这是一个经常被忽视但对运动损伤起很大作用的方面。许多跑者的常见问题是髋部"卡"在前旋或前倾的位置(图16.3)。虽然适当前倾是必要的,但髋屈肌过度紧张可能会使骨盆过度前倾,从运动损伤的角度来看,这会对腘绳肌(连接到骨盆后部)产生过多的压力,阻碍髋部正常运作,并对腰背部造成过多的压力。即使不造成损伤,骨盆过度前倾也会影响你的运动表现,限制你在跑动迈步过程中提膝的能力。

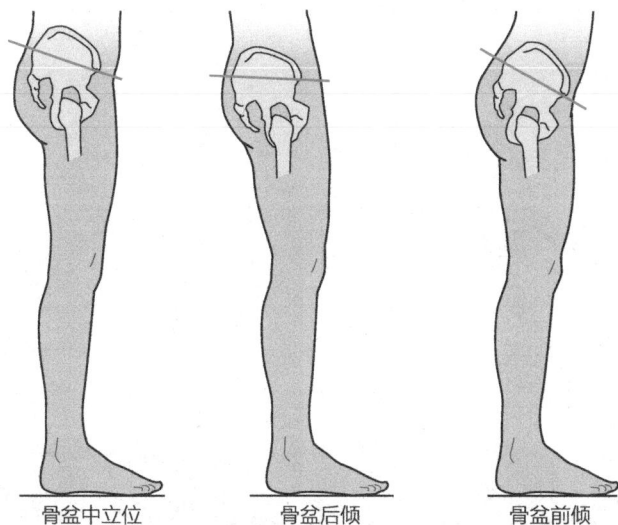

骨盆中立位　　　　骨盆后倾　　　　骨盆前倾

图16.3　跑者展示的骨盆中立位、骨盆后倾和骨盆前倾

足

虽然许多教练喜欢告诉跑者应该用脚的哪个部分(足跟、足中部、前脚掌)首先触地,但我们认为这是本末倒置。相反,我们引导跑者关注跑步姿态中的其他因素,然后让脚的着地方式自然形成。这些其他因素有很多,但主要因素是脚的落地

位置，就是脚着地时相对于你的重心的位置。

为了了解脚的落地位置如何影响跑步步态，可以试着原地跑步。你可以发现前脚或中脚掌轻轻着地，几乎不可能用脚跟着地。相反，如果你在行走时尽可能迈出最大的步幅，毫无疑问你会重重地用脚跟着地，而无法先让脚趾着地。

我们将分享一些跑动练习，以帮助你掌握类似于骑自行车式的步幅，使你的脚轻柔地在身体重心下方落地。现在让我们考虑为什么这种步态是有意义的，以及它与你的步态有什么关系。具体来说，我们讨论你的步态不应该是什么样子，当你过度迈步（步幅过大）时是什么样子。

步幅过大实质上意味着脚着地时距离重心太远（图16.4a和图16.4b）。这是不利的，并且会减慢你的速度，因为脚在地面上停留的时间过长。此外，它会导致极端的脚跟着地和使膝关节呈现直立姿态，从而产生很大的冲击，并可能导致运动损伤。

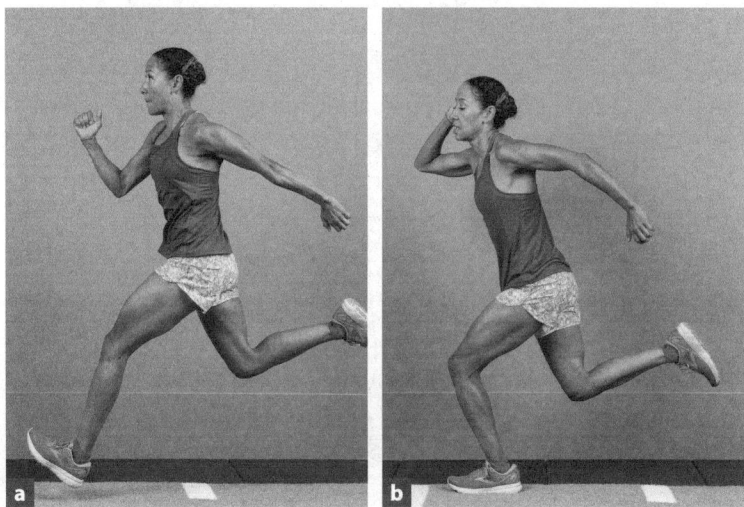

图16.4 不同步幅脚着地时的区别：a. 步幅过大时脚跟着地；b. 适宜步幅脚着地时重心落在脚掌中部

为了避免步幅过大，有两个变量需要考虑。第一个是步频。许多跑者步频过低，导致步幅过大。多年来，跑者总能听到教练说每分钟180步是理想步频，但实际上这只是一个过于简单化的说法。一个跑者的速度和体型等因素都会影响其理想步频。如果你注意到自己存在步幅过大的问题，可以稍微提高你的步频，例如每分钟提高步频2~3步。随着步频提高，而速度不变，你就会自然减小步幅，以防止每一次脚落地时向前伸得太远。

第二个是步伐的实际动作机制。如果让一个跑者增大步幅，他首先会让脚落在重心之前，然而我们真正想要看到的是更大的伸髋。换句话说，即使步幅变得更大，我们仍然希望看到他的脚轻柔地落在重心下方，因此不应该是增加向前迈出的长度，而是应该通过增大伸髋来加大推进阶段将身体推远的距离。

恰当地增大髋关节伸展和调整步频，有助于避免步幅过大，让脚落于自己的重心之下。如果你听从这个建议，可以发现不会再出现无法控制的、明显的脚跟着地姿态。因此，根据本书上述推荐的姿态进行调整，脚着地问题就会解决。

许多在线播放列表都有固定节奏的歌曲。播放这些音乐可以帮助你提高步频，你的运动手表也可以提供帮助。假设你在大部分情况下步频为每分钟150步，试图直接调整为每分钟180步是没有意义的。相反，找一个每分钟155~160拍（一拍对应一次脚落地）节奏的音乐播放列表，逐渐提高步频。如果想要增大步幅的同时避免步幅过大，可以考虑抬升膝关节或将膝关节向前驱动更多。除了下述的练习，这种方法也是一个很好的提示，它会使你的步态周期更加平衡，确保脚落在重心下方。

提高跑步姿态的训练

我们已经讨论过，没有适用于每个跑者的完美姿态。不过，你可以通过特定的技术训练和跑动训练来让你跑得更快、更经济，并降低损伤风险。这些训练通常强调或聚焦步态的某个特定方面，以帮助你注意、感受并改善它们。这些训练还能帮助发展与跑步相关的神经肌肉方面的功能，即提高大脑和肌肉之间的联系，使你最初需要刻意关注的步态的有关方面最终变得自然和自动化。

下述训练还可以帮助你成为更高效的跑者。从运动生理学的角度来看，你将拥有更高的跑步经济性，换句话说，你可以在不需要提高生理素质的情况下跑得更快。也就是说不需要提高最大摄氧量、乳酸阈或其他生理指标而使你在赛程末尾更快地冲刺，或者在比赛中保持更快的持续速度。

就像医生不会走进候诊室对着所有病人说："这是我最喜欢的处方"。下述训练并非适合所有跑者，但如同医生会告诉候诊室里的每个人，要保证每晚7~9小时的睡眠并多吃蔬菜，本书推荐若干通用性训练，无论你目前的步态或速度如何，它们都是适用的。将这些项目加入你的日常训练中可以帮助你跑得更快、更高效，也更健康。

高抬腿

高抬腿是最常见的练习之一。它有助于改善前端力学特征，防止脚跟落地过重，提高腘绳肌的灵活性，而且（特别是当与接下来的后踢腿练习配合使用时）有助于提高步频，让脚轻柔地着地在身体重心下方。

竖直站立伸展脊柱，但不要后仰。抬起前腿的膝关节，直到膝关节几乎呈90度角（图16.5）。放下腿，注意以脚背屈姿态轻轻着地，然后换腿。背屈意味着弯曲你的脚踝，想象一下开车超速的场景，当你松开油门时，就是在背屈脚踝。与跑动一样，对侧手臂和腿的动作要保持协调。当膝关节抬起时，对侧手应该位于下巴附近，当腿伸直时，手应该下落至髋部。

进行高抬腿练习时，要使大腿与地面平行。尽管长跑选手很少需要在实际跑步过程中将膝关节抬得如此高，但这个练习非常有用，尤其是在你发现自己总是"拖着脚"在跑，或者步幅过小的情况下。

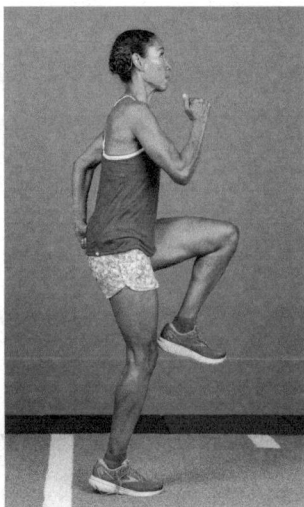

图16.5 高抬腿

高抬腿练习有一些变式，但重点都在于让膝关节抬得更高。在直接进行高抬腿训练之前，你可以先练习这些变式让自己能够适应高抬腿练习。可以安排变式动作进行10~15秒，并练习2~3组。组间充分休息，如果过程中发现自己练习动作质量变差，那么休息调整，之后重新开始。高抬腿及其变式练习涉及神经肌肉方面的功能，因此用较差的动作质量只为了完成训练是得不偿失的。

军步走

军步走可以作为高抬腿训练的退阶练习，或者如果不能很好地完成高抬腿练习，可以从军步走练习开始。以自己能够控制的步频进行军步走，专注于你的身体姿势和动作（图 16.6）。要慢而有计划地进行，特别注意姿势和身体排列（常见错误是练习者倾斜身体而不是上半身保持竖直）。

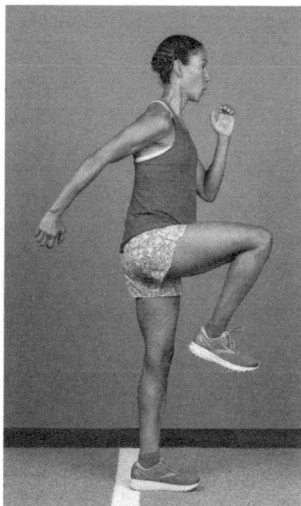

图16.6 军步走

A-小跳和B-小跳练习

A-小跳（图 16.7）实质上是军步走练习的一种变体。该练习起始和结束位置相同（一条腿呈 90 度，另一条腿伸直），但节奏更快，抬起膝关节的同时，支撑的对侧腿要做出小跳推地面的动作（这与军步走中支撑腿始终保持静止不同）。你要关注的是脚在触地时的反弹和迅速再次离开地面——地面冲击力会影响到后链肌肉（臀部、腘绳肌和小腿）。从原地开始做这些跳跃动作，然后逐渐前进。

B-小跳是 A-小跳的变式。与军步走练习中脚放下时直接落地于身体正下方不同，B-小跳练习中抬起的

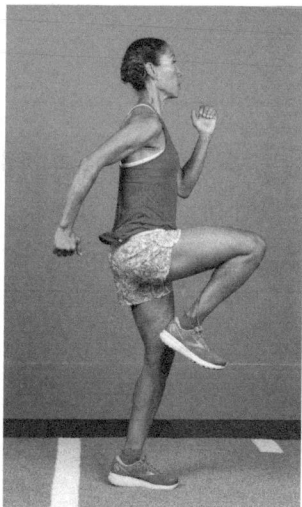

图16.7 A-小跳练习

腿下降时保持伸直（图 16.8a 和图 16.8b）。想象一下跨栏运动员主导腿越过栏架后向下的过程。练习中要激活你的腘绳肌和臀大肌，动作像刮掉鞋底粘着的口香糖。另外，如果你发现做这个练习时脚落在身体前方，那么动作不对。你的脚应该落在身体正下方，与跑步时脚落地的位置相同。

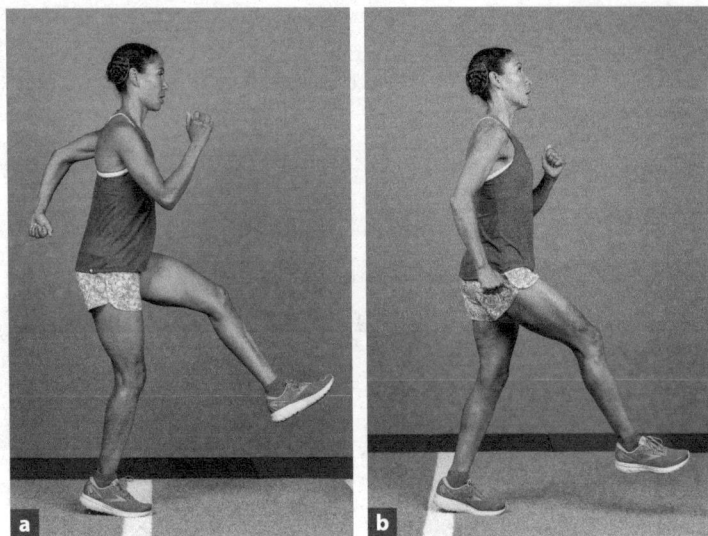

图16.8 B-小跳练习：a. 腿抬起时姿态；b. 腿落下时保持伸展

跑动练习

当你熟练掌握了军步走和小跳练习后，就可以进行跑动练习，跑动练习中不要出现小跳也不要出现停滞。应使用快速交替的步幅，强调有力的抬腿动作，以及积极的、有力的下压动作。

后踢腿

后踢腿是高抬腿的良好补充。两种训练结合能够产生类似骑自行车的动作。后踢腿动作中，脚位于身体重心下方，向后踢动腿。后踢腿对于改善髋关节灵活度非常有帮助，有利于提升股四头肌和髋屈肌的柔韧性。这就使你在想要增大步幅的时候，可以通过更大幅度的髋关节伸展运动来实现，而不是让你的脚向前迈得更远，远离身体重心。速度是步频和步幅的乘积，如果步频保持不变，而步幅增大，你的跑速也会加快。步幅的增大应该来自更大的伸髋动作，而不是让脚着地的位置更远离你的身体。

传统的后踢腿方式是大腿几乎垂直，将脚跟向后踢动，绕大弧线直到碰到臀部（图16.9a）。但这不是跑步的方式，所以也不适合用作跑步训练。进行后踢腿的首选方式是将脚跟尽可能垂直抬起踢到臀部（图16.9b）。进行练习时膝关节会抬起，大腿会更平行于地面（虽然不像高抬腿练习中那么明显）。同时对侧手臂与腿的动作协调，着地时要用前脚掌，始终保持上身挺直。与高抬腿练习一样，从军步走练习开始是熟练掌握这个动作的有效方式。再次强调，每组练习时间要短，始终以正确姿态为重点。

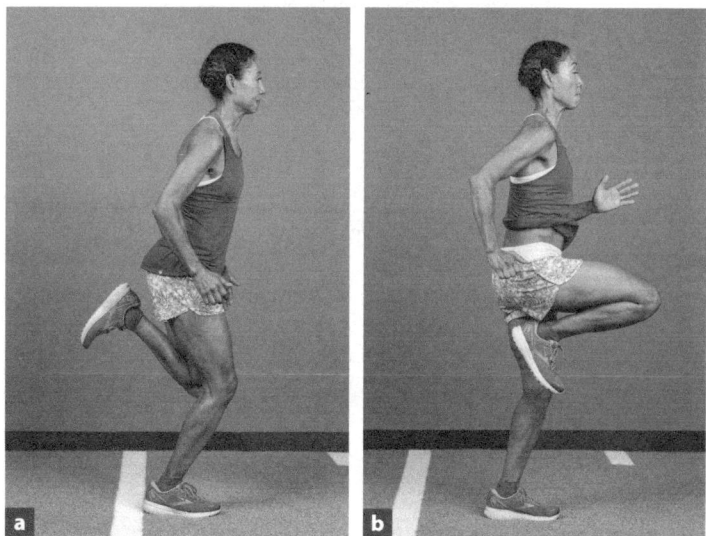

图16.9 后踢腿：a.传统方式；b.新方式

直腿弹跳

　　直腿弹跳是减少与地面接触时间并避免过度迈步的绝佳方式。进行该练习时，正直站立，保持膝关节微微弯曲，踝关节背屈。不要在膝关节而在髋关节进行屈曲，使用剪刀脚踢动的动作向前跳跃（图16.10）。重点是利用髋部肌肉有力地进行伸髋并推开地面。注意脚落地时的感觉，脚要返回重心下方。由于膝关节不进行运动，起初可能会感觉不自然，但如果坚持下去，你将会增加自信并获得更多动力。与高抬腿一样，常见的错误是上身向后倾斜，正确的是躯干应该挺直向上。

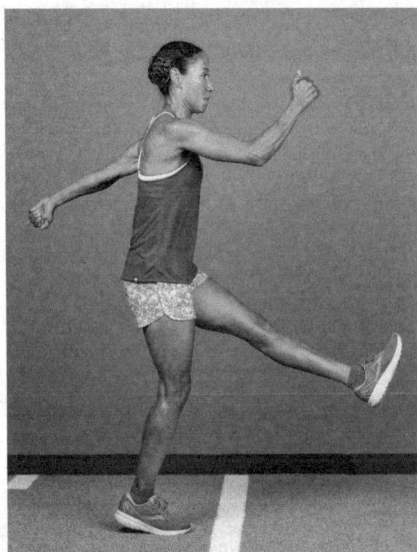

图16.10　直腿弹跳

交叉步练习

　　大多数的跑动是朝前进行的，或者是在矢状面发生的运动。有点反常识的是，让你机体的工作尽可能转化为前进的动力，而不是浪费在侧向（额状面）运动上的一个方法是进行侧向动作的练习。因为这些练习能够提高腿部的稳定性，避免因髋部不稳定和无力而导致膝、腰和髋部疼痛。腿部稳定性的提高还能减少不必要的运动，提升跑步经济性。交叉步练习就是一种额状面动作，针对外展肌和内收肌。

　　进行交叉步练习时，侧向移动，将导向腿（远离你移动方向的那条腿）在第一步中迈到身体前方，下一步中位于身体后方（图16.11）。确保你的头和肩膀尽可能保持正直，从髋关节发生扭动旋转。向一个方向进行10~15秒的练习，休息一下，然后向另一个方向重复。

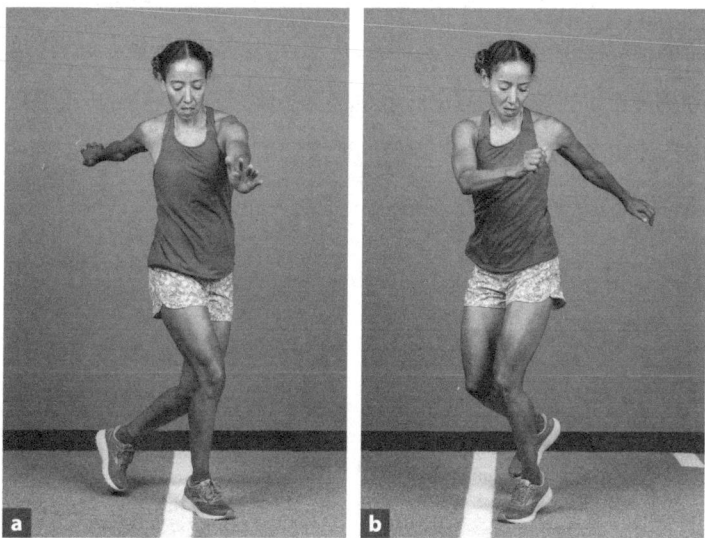

图16.11　交叉步练习：a. 腿在身体前方的交叉；b. 腿在身体后方的交叉

短距离冲刺练习

严格来说，短距离冲刺练习并不是一种真正的练习方法，更像是快速奔跑。尽管如此，它们仍然可以有效地改善你的跑姿。

冲刺是短距离加速的练习，使你在短暂的时间内感受到良好和有控制的跑步姿态。所有的跑者在快速和慢速跑动中（跑步姿态）并不相同，而且大多数情况下跑速较高时跑得更好。问题在于我们的生理素质无法支持长时间保持高速。冲刺让我们身体能够体验快速奔跑时的生物力学，因此对于改善跑步姿态很有帮助。冲刺练习的目标是教会你的大脑和身体以快速和更好的姿态奔跑，所以它不是体能训练，而是旨在帮助大脑和身体学会在需要加速时如何进行沟通和合作。可以单独进行冲刺，也可以作为一组训练的一部分，或者作为长距离跑动训练的一部分。在长距离跑动后加入若干次冲刺跑是一种有效的方式，有助于训练即使是疲劳时也能保持良好的跑步姿态。

由于这种练习强调神经肌肉系统，所以应该保持较短的距离。如果你的跑动姿态变差，应该立刻停止。无论是独立进行还是作为长距离跑动训练的一部分，首选的方法是在5秒内持续加速，然后保持加速后的速度跑10~15秒再减速。

摆臂练习

如果有评选最容易被忽视的训练的比赛，那摆臂练习绝对会登上领奖台。摆臂练习可以通过增强你的本体感觉或者说对身体位置和动作的感知能力，减少不必要的动作，从而提高你的跑步效率。

进行摆臂训练时，面对镜子坐在地板上，双腿伸直放在身前。坐姿挺胸，开始模拟跑步时的手臂摆动（图16.12）。观察并注意自己在镜子中的动作：手是否越过中线？是否耸肩？当加快摆臂速率时，下巴是否紧绷，或者手臂是否不必要地紧张？保持肘部约90度的情况下，你是否从肩部转动？（如果不是从肩部开始转动，而是从肘开始甩动手臂，练习过程中手可能会碰到地面。）

练习持续20~30秒，同时在镜子中观察自己。注意镜子里的景象是否与你心中所想相符？之后继续进行练习，闭上眼睛持续20~30秒，之后重新睁开眼观察动作是否保持与之前一致。如果不是，你可以感觉一下闭眼时身体实际上在如何运动，以及与正确动作时的感觉的不同，从而增加自我修正的能力。

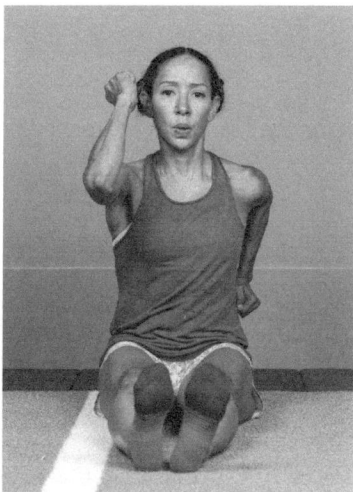

图16.12 摆臂练习

小结

总结一下，理想的跑步形式并不存在，别人比你跑得更快并不意味着你应该模仿其跑步姿态。然而，通过每周2~3次的针对性训练，并进行多种跑步姿态调整训练，可以使你成为一个更快、更经济、更能抵御损伤的跑者。

第17章

营养与补剂

大多数运动员、教练和医疗专业人士都会认为良好的营养对于提高运动表现和整体健康至关重要。损伤与营养之间的关系常常被忽视，但它是非常重要的。在本章中，我们将探讨一些饮食习惯，或者我们称之为补充能量，它可以帮助你保持健康，强壮地跑步。

运动相对能量缺乏症（RED-S）和充足饮食

为了获取有关运动营养及长跑者如何保持健康饮食的专业指导，我们采访了劳伦·安东努奇（Lauren Antonucci）。几十年来，安东努奇一直在帮助耐力运动员保持最佳状态，她是《顶级运动员高效营养》（*High-Performance Nutrition for Masters Athletes*）一书的作者。我本以为她会讨论关于补剂和增效剂的最新信息、运动中补水的精确公式，以及其他类似话题，但令人惊讶而深思的是，她对跑者应该吃什么提出了简明扼要的建议："吃够！"

根据国际运动营养学会关于运动相对能量缺乏症的立场文件（Mountjoy et al., 2018），运动员每千克瘦体重应该摄入30千卡（1卡≈4.186焦）。这一建议有充分的理由。能量摄入不足不仅会导致一系列健康风险，还可能导致受伤。例如，研究发现，相对于自身能量消耗，摄入能量不足的运动员患骨损伤的可能性要高出4.5倍（Heikura et al., 2018）。

你可能熟悉女运动员三联征这个术语，这是一种饮食失调模式，女性能量摄入不能满足需求会导致闭经，随后骨密度下降，从而导致应力性骨折和其他相关问题。尽管三联征的第一个问题——饮食紊乱和随后的骨密度问题在女性中更常见，但这并不是女性特有的。同样，无论是对整体健康还是跑步表现而言，其影响也不仅限于女性。因此，更全面和包容的术语——RED-S开始受欢迎。

RED-S特别具有挑战性的一个方面是，在短期内与该病症相关的行为实际上可能会增强运动表现。在所有条件相同的情况下，体重减轻通常会导致更好的比赛成绩。不幸的是，这些短期的收益掩盖了问题，并经常怂恿人们继续饮食紊乱的模式。最终，随着能量摄入不足模式的持续，运动表现的改善并不会持续。长期能量不足会带来潜在的危险后果，远远超出了比赛成绩下降。例如，女性通常会闭经，这是由于能量摄入不足引起的激素失调，它可能导致生育问题和骨质疏松症。同时，患有这种病症的人可能患上与内分泌系统、骨骼健康及心血管、代谢和胃肠功能有关的长期并发症（Korsten-Reck, 2016）。

　　因此，在我们深入探讨宏量营养素和微量营养素之前，首先要考虑的因素是运动员是否获得了足够的能量摄入，以支持他们的训练和整体健康。正如安东努奇坚定指出的那样，"吃饱了，其他的才重要。"这听起来过于简单，但要想确保你充分补充能量，在饥饿时进食是一个好方法，否则会使你的能量供应不足。

宏量营养素：脂肪、蛋白质和碳水化合物

　　营养素可分为两类，即宏量营养素和微量营养素。宏量营养素包括脂肪、蛋白质和碳水化合物，它们是为身体提供能量的营养物质，每种宏量营养素都有自己的营养用途。

脂肪

　　脂肪是健康饮食不可或缺的组成部分。脂肪提供了必需脂肪酸，这个"必需"指的是身体需要但身体不能制造或者数量不足，必须通过摄入来获取。脂肪有助于维生素A、维生素D和维生素E的吸收，这些维生素对生长、生殖和整体健康都是必要的。脂肪可以帮助身体减少炎症并促进激素的产生。简而言之，脂肪并非敌人。

　　大多数情况下，可以选择含有单不饱和脂肪和多不饱和脂肪（所谓的好脂肪）的食物，不必对你的饮食患有脂肪恐惧症。事实上，根据营养与饮食学会关于营养和运动表现的立场文件（Thomas, Erdman and Burke, 2016），每日能量的20%~35%应该来自脂肪，将脂肪摄入量降至20%以下并未显示出对运动表现有益。

蛋白质

蛋白质也是常被误解的宏量营养素。对于运动员来说，蛋白质有许多作用：有助于修复肌肉组织，促进某些身体功能，如消化和水分储留，同时保持免疫系统处于最佳状态，以及许多其他作用。虽然过量摄入蛋白质会带来一些并发症，但有大量证据表明，蛋白质的膳食营养素推荐供给量（RDA）——每千克体重0.8克，对于运动员来说是不够的（Delimaris, 2013）（力量运动员在增肌过程中似乎很早就认识到了这一点，但耐力运动员的蛋白质需求也同样很高）。安东努奇说，运动员需要的蛋白质很少会低于每千克体重1.2克，她通常更倾向于接近1.6克。此外，在受伤的情况下，蛋白质需求可能会更高，以减少肌肉损失并修复受损组织。

说一个常见的担忧，凯恩教练的一位运动员曾经问过他，摄入过多的蛋白质是否会让她的肌肉变得发达，像一些杂志封面上的"大块头"一样。可以理解，她不想增加肌肉，因为这会增加跑步时的负担。凯恩教练指出，每周进行相对短暂的2~3次力量训练，并摄入足够的蛋白质，并不会让她的肌肉变得发达，就比如跟塞雷娜·威廉姆斯（Serena Williams）的教练上几节课也不会让她在明年美国公开赛中上场一样。事实是，单单摄入蛋白质是无法增长肌肉的，在没有足够的刺激（以及其他因素）的情况下，再多的蛋白质也无法促使肌肉生长。举重运动员、力量举运动员、健美运动员和其他力量运动员通过在健身房里反复进行高强度举重提供了这种刺激，他们通常也具有促进肌肉生长的遗传基因。对于跑者来说，意外变得肌肉发达是不太可能的。

碳水化合物

尽管近年来有些人诋毁碳水化合物，但它们仍然是任何耐力运动员饮食中的主要能量来源。碳水化合物是人体主要的能量来源。大多数碳水化合物会分解成葡萄糖，作为器官的燃料，尤其是大脑、肾脏。当这些器官能量需求被满足以后，多余的葡萄糖会以糖原的形式储存在肌肉和肝脏中，以供以后快速方便地获取。虽然脂肪甚至蛋白质也可以用作运动的燃料，但它们远不如糖原高效，这就是为什么马拉松选手历来在比赛前补充碳水。（现在我们已经有足够的知识向运动员保证，他们不需要在比赛前一晚大吃意大利面，但在比赛前有必要摄取简单的碳水化合物，以确保糖原储备充分补充。）

近年来，低碳水化合物饮食备受青睐，因为有些人认为这是一种快速减肥的好方法。然而，令人不快的事实是，人们看到的快速效果并不是因为减掉了多余的脂肪，而是因为丢失了水分。糖原可以吸收约其重量3倍的水分（Fernandez-Elias et al., 2015）；因此，耗尽糖原储备可能高达2000克，会导致体重明显下降，但这会对你的运动表现产生负面影响，因为实质上你正在脱水。正如凯恩教练喜欢提醒他的运动员一样："你是一名长跑运动员，不是《减肥达人》的参赛者。"

恢复所需的宏量营养素

提高运动表现并降低受伤和生病风险的最有效的方法之一就是在跑步后适当而充分地补充能量进行恢复。碳水化合物和蛋白质都是恢复所必需的。正如本章前面提到的，蛋白质对于肌肉修复、再生和合成是必需的，而碳水化合物则必须用来补充跑步期间消耗掉的糖原。

这些宏量营养素的推荐摄入量取决于你的锻炼持续时间和强度及年龄。一般来说，30岁以下的运动员在跑步后不久应该摄入15~20克蛋白质，并补充每千克体重0.5克碳水化合物。因此，一名体重59千克的27岁女性，应该摄入15~20克蛋白质和约30克碳水化合物。越来越多的证据表明，随着运动员年龄的增长，蛋白质需求也会发生变化，因此对于大师级跑者来说，长时间或大强度运动后，蛋白质需求可能高达30~40克，以帮助肌肉合成并避免肌肉分解。理想情况下，应该在运动后不久摄入能量，以最大限度地发挥其作用，并促进糖原的恢复——15~20分钟内是最理想的，达到最佳效果至少需在两小时内补充。

如果你跑步后无法吃下固体食物，还有很多选择，比如自制或购买的恢复饮料和奶昔。巧克力牛奶因成本低和简单易得而广受欢迎，但如果你不喜欢，你还可以选择其他液体食物，甚至是一杯水果酸奶。

微量营养素：维生素和矿物质

维生素和矿物质都属于微量营养素。每种微量营养素在整体健康中都扮演着独特的角色，但在损伤预防和康复方面，有一些尤为重要，包括铁、钙、维生素D和锌。

铁

铁对于跑者来说是一个非常重要的元素。它是血红蛋白的一部分，血红蛋白是红细胞分子，它将氧气输送到工作中的肌肉及其他地方。

铁摄入不足可能会导致各种问题，这些问题会损害跑者的健康和运动表现，包括贫血、骨密度降低和免疫抑制。虽然在许多情况下维生素和矿物质补充不是必要的，但美国运动医学会和其他可信组织建议补充铁（Zourdos, Sanchez-Gonzalez and Mahoney, 2015）。

当一名跑者抱怨精力不足时，可能是缺铁造成的。绝经前的妇女每日铁需求量为18毫克，而男性为8毫克，因此铁对绝经前的妇女尤为重要。近一半的女性运动员存在缺铁问题（Killip, Bennett and Chambers, 2007）（男性缺铁并不罕见，但患病率要低得多）。如果你在休息充足的时候也会感到持续疲劳，静息心率异常高，或者你注意到自己的皮肤、牙龈和指甲比平常苍白，那么建议去看医生检查一下你的铁元素水平。

钙

大多数人都知道钙对骨骼健康至关重要，它储存在骨骼中，但钙也参与新陈代谢。当运动员摄取钙不足时，储存在骨骼中的钙就会被用于代谢，从而导致骨骼强度下降，使运动员容易产生应力性骨折和其他与骨骼相关的问题。这就是为什么说，身体总体上要摄取足够的食物，特别是要摄取足够的钙。

与许多其他营养素一样，一个人所需钙的量因年龄而异。根据美国国家科学院食品与营养委员会的数据，青少年和老年跑者需要更多的钙（分别为每天1300毫克和1200毫克），而成年人相对较少（每天1000毫克；美国医学研究院膳食参考摄入量科学评估常务委员会，1997）。其他情况和因素也会影响跑者的钙需求。在本章的开头，我们讨论了RED-S和闭经的危险。闭经会导致钙从骨骼中流失，因此患有闭经的跑者可能需要更多的钙。

人体由于无法自己产生钙，需要从其他来源摄入，如乳制品、深色绿叶蔬菜和可食用的鱼骨。许多食物，如谷物和果汁中，都添加了钙。如果你的饮食中缺乏钙，那么需要补充剂，但越来越多的证据表明，补钙的效果可能并不像有些自然食物来源摄取有效（约翰斯·霍普金斯医学中心）。

维生素 D

维生素 D 可以从食物——特别是富含脂肪的鱼类、蘑菇、奶酪和蛋黄（美国国立卫生研究院，2020）中获得，也可以从阳光中获得。如果提到饮食中的维生素 D，你会自然想到它在调节钙和骨矿化方面的作用，然而它还有助于细胞生长和免疫功能。由于它的多种作用，跑者必须获得足够的维生素 D 以保持健康和避免受伤。导致维生素 D 水平过低的因素有很多，包括皮肤较黑、居住地离赤道较远、经常待在室内、奶制品和鱼类摄入较少，以及年龄较大或体重超标。如果你的饮食摄入不足或阳光照射不足，可以选择使用营养补剂。

锌

锌并不能直接预防损伤，但它在保持健康的免疫系统方面发挥了作用。有证据表明，跑步（以及其他耐力运动）会降低身体的锌水平，这可能是跑者在高强度训练后容易感染疾病的一个原因（Cordova and Alvarez-Mon, 1995）。确保足够的锌摄入量——最好是食用牡蛎、蛤蜊、肝脏、小麦胚芽和强化型早餐麦片等食物，或者通过补剂——提升跑者的整体健康。男性和女性应分别争取每天摄入11毫克和8毫克（美国医学研究所微量营养素研究小组，2001）。

小结

本章的信息应该足以让你重视营养在预防受伤或康复中的作用，但这还远远不够。如果你想寻求进一步的专业指导，请记住，注册营养师（RD）的资格受法律保护且需要学会认证考试，而营养师则远没有这么严格。事实上，某些地区允许没有经过正规培训的人使用营养师的头衔。营养与饮食学会是提供合格专业人士的良好渠道，而美国运动医学会特别建议寻找学会认证的运动营养专家（CSSD）。

第18章

替代疗法与真相揭秘

澳大利亚幽默家蒂姆·明钦（Tim Minchin）曾经说过："你知道他们把经过证明有效的替代疗法叫什么吗？医学。"其中有很多道理。许多所谓的替代疗法缺乏实证支持，而是依赖一些名人和运动员的背书及与伪科学的结合。一些替代疗法之所以吸引人，是因为它们被误认为是前沿科技，或数千年的使用历史所带来的光环。

不管怎样，安慰剂效应是真实存在的，不能完全忽视。这是一种有益的效应，它是由于一个人相信治疗会对他有帮助，而不是因为治疗本身而产生的。大脑是一个强大的器官，虽然它不能治愈骨折，但绝对会影响我们感受到疼痛的方式。另外，科学始终在不断发展，将每一个新想法一概视为无稽之谈是不明智的。

考虑到这些，让我们来看看在过去几年中获得了较多关注的一些备受瞩目的替代疗法，并试图区分事实和虚构。

拔罐

在2016年夏季奥林匹克运动会上，无数运动员身上都有圆形的色斑。其中一位运动员是游泳选手迈克尔·菲尔普斯，他在那一年赢得了5枚金牌，人们普遍对这些斑点代表什么以及它们如何帮助菲尔普斯的运动表现产生了浓厚的兴趣。

那些痕迹是"拔罐"治疗术的后期表现，我们在第14章中提到过它是一种肌筋膜释放方法。拔罐通过将玻璃罐贴在皮肤上并形成局部真空，从而将皮肤吸起。人们认为这可以刺激血液循环到该区域。这种方法可以追溯到数千年前的中国、埃及和中东地区。支持者声称它可以帮助缓解疼痛和炎症，改善血液循环，并有助于排除毒素。

它有效吗？

该方法的拥护者指出菲尔普斯和其他世界级运动员都对这种治疗方法赞不绝口。然而，拔罐疗法如何起作用的确切机制尚不清楚。虽然一些研究表明其有益处，包括改善血液胆固醇水平和缓解疼痛等（Yuan et al., 2015），但大多数同行评审的科学研究并不支持这种技术的有效性。在研究拔罐等疗法时，设计双盲研究（研究者和受试者都不知道是否使用了所讨论的技术或安慰剂）是困难的，而且支持拔罐的大部分证据都来自将其与其他治疗方法配合使用，或其他带有偏见的研究。这种疗法被观察到的益处可能归于安慰剂效应（Charles et al., 2019）。

它安全吗？

除了明显的淤血，拔罐的副作用相当轻微，尽管有一些灼烧的情况（Jing-Chun et al., 2014）。

我应该使用吗？

在很大程度上，科学界不支持拔罐疗法。基于循证实践的从业者指出，支持拔罐疗法的人依赖于个别案例的证据和安慰剂效应。虽然仅进行拔罐疗法不会让你跻身下一届奥林匹克运动会，但拔罐作为软组织松动的工具被发现在临床上具有益处。阿吉拉德博士在她的物理治疗实践中使用了硬质塑料杯和柔软硅胶杯的组合，来增加非常受限制的筋膜滑动。拔罐在物理治疗中称为"筋膜释放"，是传统压迫疗法的有效替代方法，就像格拉斯顿筋膜刀或其他器械辅助工具一样被使用。这种技术对人体结缔组织非常密集的部位，比如髂胫束和胸腰筋膜尤其有用。阿吉拉德博士的方式并不只是把罐子吸附在皮肤上，还会轻轻抬起吸附的罐体后在皮肤表面上滑动，以帮助分离组织，或者伴随主动运动，比如深蹲或猫牛式平板支撑（即四点着地平板支撑），以提高组织活动度。

全身冷冻疗法

全身冷冻疗法（WBC）是一种将人体置于密闭舱室且暴露在极冷空气中并持续2~4分钟的促进恢复技术。术语冷冻疗法是不同冷疗方式的简单统称，而WBC顾名思义，是一种覆盖全身的冷疗而非像冰敷一样仅针对局部的方法。

它有效吗？

这种技术的支持者认为，WBC可以对从偏头痛到减重，关节炎疼痛到情绪障碍，低风险肿瘤到阿尔茨海默病等不同健康问题或疾病发挥作用。然而，有人提出WBC的疗效是否比更简单、更传统的冷疗方式更好，或适用更广泛的疑问。

根据美国食品药品监督管理局（FDA）辐射卫生与医疗器械中心医疗官阿伦·尤斯坦（Aron Yustein）博士的说法，"根据许多WBC广告所宣称的健康益处，消费者可能会错误地认为FDA已经批准或认可了WBC作为一种医疗治疗方法是安全有效的……然而，事实并非如此"（U.S. FDA, 2016）。科斯特洛等人（Costello et al., 2015）对低温全身疗法的研究，未能发现足够的证据表明WBC能够减轻自诉的肌肉酸痛或改善运动后主观恢复感受。换句话说，目前没有足够的研究支持这种干预措施。

它安全吗？

皮疹、烧伤和冻伤是WBC的潜在副作用之一。如果被不当使用或在未监督的情况下使用，WBC可能会导致致命后果。例如，在2015年，一名冷疗水疗中心的工作人员在没有监督的情况下使用了冷冻室，之后因为意外将自己反锁，10小时后被发现死亡（Helsel, 2015）。

我应该使用吗？

与许多其他引人注目的技术一样，WBC有一定的"炫酷性"。但我们有理由对有人宣称的说法保持警惕，他们认为这种技术比冰敷、冷水浸泡或其他几十年来一直由物理治疗师、医生和教练员使用的冷疗方法更有益。

针灸

针灸是一种有着千年历史的治疗疼痛及许多其他疾病的方法，被视为中国传统医学的重要组成部分。它主要是用非常细的针通过患者的皮肤插入身体特定的穴位。针灸的理论是通过针插入身体特定经脉上的精确位置，来平衡患者的"气"（或能量），这些"气"流经身体的特定路径。据说，通过在这个路径上的精确区域插入针，可以让从业者平衡这种"气"的流动。

它有效吗？

针灸不仅在亚洲广泛使用，而且在美国和其他地方也很常见，包括一些更为传统的医疗场所。有一小部分支持针灸疗法的同行评审进行了研究，但绝大多数研究都提供了怀疑的结论。模拟针灸，即随机放置针头而不是精确插入特定穴位，也显示出与传统针灸相似的效果（Cherkin et al., 2009）。同样，在被试者无法看到插入过程的研究中，用牙签戳刺皮肤而不是戳破皮肤也产生了类似的结果（Cherkin et al., 2009）。梅奥诊所指出，"还有证据表明，针灸在那些期望其有效的人身上效果最好"，这是表明针灸仅有安慰剂效应的有力论据（Toroborg, 2018）。

它安全吗？

由使用无菌针的认证从业者进行操作，针灸是安全的，感染的风险非常小，通常疼痛也很轻微。

我应该使用吗？

许多人将针灸归为"有什么伤害吗？"的范畴。当受过专业培训的针灸师进行操作时，答案肯定是"没有危害"，但它是否会带来一些好处目前仍然是一个未解之谜。

针灸与干针比较

尽管传统的针灸疗法存在争议，但在运动康复领域，扳机点治疗中使用针灸的临床应用非常流行。你可能会遇到专门针对扳机点进行针灸的针灸师，或者接受过干针治疗培训的物理治疗师——针灸和干针疗法非常相似。医生们也会使用利多卡因或生理盐水进行扳机点注射，以治疗不同情况。

这种技术主要是将细针直接插入肌肉骨骼系统内的扳机点，比如上斜方肌或小腿上非常恼人、似乎永远不会消失的疼痛点。与用许多其他手法治疗一样，其目的是通过引发肌肉的抽动反应向你的神经系统发送信号，以放松特定区域的紧张情况（Vulfsons, Ratmansky and Kalichman, 2012）。

干针疗法是最有效的疗法吗？不是。如果你愿意尝试，用硬质的小球，例如曲棍球也能产生类似的效果。然而，如果你有一些顽固的扳机点，对其他治疗方法没有反应，干针疗法可以值得一试。

磁疗

多年来，各种类型的磁疗被吹捧能够改善各种健康状况，包括疼痛。一般来说，这些声明来自那些试图销售磁性手镯、鞋垫或其他饰品的人，而不是来自科学和有信誉的证据来源。

它有效吗？

尽管其持续的营销可能暗示磁疗有效，但绝大多数科学证据都表明其无效（Basford, 2001）。

它安全吗？

那些植入了心脏起搏器或胰岛素泵，或者怀孕的人，为了安全起见应该远离磁疗，其他人可能没有问题（Heart Rhythm Society, 2006）。

我应该使用吗？

一句话，不要用。再多说几句，磁疗的支持者们已经假设了多种可能使这种疗法有益的机制，但始终未能证明其中任何一种。因此，把你的钱留下来用在其他事情上吧。

解毒和排毒

解毒和排毒被宣传为一种清除身体毒素的方法，使运动员身体变得更干净、更高效。确切的饮食排毒方案各不相同，大多数是禁食一段时间后，接着采用一种由果汁、新鲜蔬菜及营养补充剂组合而成的限制饮食计划。

它有效吗？

对于拥有正常肝脏、肺、皮肤和至少一颗肾脏的人来说，排毒饮食或灌肠几乎毫无用处。这些器官不需要任何增强或帮助来清除身体中不需要的物质，最好让它们自行完成工作。根据药剂师斯科特·加沃拉（Scott Gavura）的说法："没有可信的证据表明排毒胶囊有任何作用，它们未被证明能够清除毒素或提供任何健康益处"（Gavura, 2015）。

它安全吗？

一些排毒方法包括更为侵入性的方式，比如咖啡灌肠，有特定的安全隐患（Son et al., 2020）。其他没有明确安全隐患的方法如果在短期内使用，很可能是安全的。

我应该使用吗？

最好不要使用。本书营养部分的第一条规则是"摄取足够的食物"。在无意义和不必要的尝试中剥夺自己必要的营养，最好的情况也是产生无效结果，最糟糕的情况下还可能产生适得其反的效果。

红外桑拿房

传统桑拿房已存在数千年。传统桑拿中使用木炭或石头来加热房间，人体渐渐升温并出汗。红外桑拿房（或远红外桑拿房）依赖红外光，据称可以从内部加热身体，因此只需要比传统桑拿房更低的温度（约57.2摄氏度，而传统桑拿房通常为85摄氏度或更高）。一些红外桑拿房的支持者认为，其工作机制能更有效地去除重金属或其他毒素。还有人认为，与传统桑拿房相比，它更加舒适，使用者能够更长时间地忍受，从而增加了其功效。

它有效吗？

与许多其他新颖保健方法的趋势一样，推崇红外桑拿的人仅提出模糊的健康声明，并且未具体指明毒素，还严重依赖名人的推荐。在很多情况下，科学研究最多也只能得出模棱两可的结果。一些研究表明，其对慢性健康问题有益，有些研究认为其对未训练过的人群有一定的心血管益处（Laukkanen, Khan and Zaccardi, 2015）。如果在较冷的气候中生活，同时又在备战高温比赛，有些运动员可能也会喜欢用它来帮助身体适应高温。然而，任何有关"桑拿能够帮助你排出毒素"的观点，在科学上没有得到支持，也没有任何显著性效果。

它安全吗？

如果你怀孕、正在哺乳或患有心血管疾病，出于谨慎考虑，应避免进行桑拿。否则，无论是红外桑拿还是其他类型的桑拿，似乎都是安全的。

我应该用桑拿吗？

凯恩教练还是个孩子时曾患上了感冒，他的祖母坚持要他吃她亲手制作的美味鸡汤。当他问她这是否会有助于缓解感冒时，祖母的回答是："它不会伤害你。"把桑拿房看作这个故事里的鸡汤，你可能会喜欢它，它可能会让你感觉好一些，但如果有人声称它们具有神奇的功效，要保持警惕。

小结

当马克·斯皮茨（Mark Spitz）在游泳界崭露头角时，他告诉一名教练，他的进步部分归功于他新长出来的、即将成为标志性的胡须。他声称美国人进行了广泛的测试，表明面部毛发使他的流体动力学特性更好，在泳池里更容易取得更快的成绩。几个月后，当他在另一次比赛中遇到其他对手时，他们都留起了胡须。当然，斯皮茨的金牌是由无数的体能训练和不断改进游泳技术的训练带来的，与他的胡须毫无关系。

同样，如果一位跑者比你跑得更快，这很可能是因为遗传、训练和经验等因素综合作用的结果，而不是别人所推崇的药品、饮料或果冻豆等旁门左道。因此当你听说一种新的治疗、保健或营养补剂方法时，要记住，科学证据并不来自轶闻，不管这些东西有多少或宣传多么高调。就像本书中其他推荐做的事情或使用的物品一样，你应该咨询医生或其他受信任的（具备资质的）健康专业人员以获取指导。

参考文献

Antonucci, L.A. 2021. *High-Performance Nutrition for Masters Athletes*. Chicago, IL: Human Kinetics.

Asplund, C.A., and T.M. Best. 2013. Achilles tendon disorders. *The BMJ* 346: f1262.

Basford, J.R. 2001. A historical perspective of the popular use of electric and magnetic therapy. *Archives of Physical Medicine and Rehabilitation* 82(9).

Bass, E. 2012. Tendinopathy: Why the difference between tendinitis and tendinosis matters. *International Journal of Therapeutic Massage & Bodywork* 5(1): 14–17.

Beatty, N.R., I. Félix, J. Hettler, P.J. Moley, and J.F. Wyss. 2017. Rehabilitation and prevention of proximal hamstring tendinopathy. *Current Sports Medicine Reports* 16(3): 162–171.

Beer, B. 2019. Hamstring strength for runners. *POGO Physio*.

Bourne, M.N., S. Duhig, R. Timmins, M. Williams, D.A. Opar, A. Al Najjar, G.K. Kerr, and A. Shield. 2017. Impact of the Nordic hamstring and hip extension exercises on hamstring architecture and morphology: Implications for injury prevention. *British Journal of Sports Medicine* 51(5): 469–477.

Camasta, C.A. 1996. Hallux limitus and hallux rigidus. Clinical examination, radiographic findings, and natural history. *Clinics in Podiatric Medicine and Surgery* 13(3): 423–448.

Charles D.,T. Hudgins, J. MacNaughton, E. Newman, J. Tan, and M. Wigger. 2019. A systematic review of manual therapy techniques, dry cupping and dry needling in the reduction of myofascial pain and myofascial trigger points. *Journal of Bodywork and Movement Therapies* 3(3): 539–546.

Chaudhry, H., R. Schleip, Z. Ji, B. Bukiet, M. Maney, and T. Findley. 2008. Three-dimensional mathematical model for deformation of human fasciae in manual therapy. *The Journal of the American Osteopathic Association* 108: 379–390.

Cheatham, S.W., M.J. Kolber, M. Cain, and M. Lee. 2015. The effects of self-myofascial release using a foam roll or roller massager on joint range of motion, muscle recovery, and performance: A systematic review. *International Journal of Sports Physical Therapy* 10(6): 827–838.

Cherkin, D.C., K.J. Sherman, A.L. Avins, J.H. Erro, L. Ichikawa, W.E. Barlow, K. Delaney, R. Hawkes, L. Hamilton, A. Pressman, P.S. Khalsa, and R.A. Deyo. 2009. A randomized trial comparing acupuncture, simulated acupuncture, and usual care for chronic low back pain. *Archives of Internal Medicine* 169(9): 858–866.

Colapietro, M., J.J. Fraser, J.E. Resch, and J. Hertel. 2020. Running mechanics during 1600 meter track runs in young adults with and without chronic ankle instability. *Physical Therapy in Sport* 42: 16–25.

Cordova, A., and M. Alvarez-Mon. 1995. Behaviour of zinc in physical exercise: A special reference to immunity and fatigue. *Neuroscience & Biobehavioral Reviews* 19(3): 439–445.

Costello, J.T., P.R. Baker, G.M. Minett, F. Bieuzen, I.B. Stewart, and C. Bleakley. 2015. Wholebody cryotherapy (extreme cold air exposure) for preventing and treating muscle soreness after exercise in adults. *Cochrane Database of Systematic Reviews* 9.

Craib, M.W., V.A. Mitchell, K.B. Fields, T.R. Cooper, R. Hopewell, and D.W. Morgan. 1996. The association between flexibility and running economy in subelite male distance runners. *Medicine & Science in Sport & Exercise* 28(6): 737–743.

Delimaris, I. 2013. Adverse effects associated with protein intake above the recommended dietary allowance for adults. *International Scholarly Research Notices*, 126929.

Fernandez-Elias, V.E., J.F. Ortega, R.K. Nelson, and R. Mora-Rodriguez. 2015. Relationship between muscle water and glycogen recovery after prolonged exercise in the heat in humans. *European Journal of Applied Physiology* 115(9): 1919–1926.

Franklin, S., M.J. Grey, N. Heneghan, L. Bowen, and F-X Li. 2015. Barefoot vs common footwear: A systematic review of the kinematic, kinetic and muscle activity differences during walking. *Gait & Posture* 43(3): 230–239.

Fredericson, M., and C. Wolf. 2005. Iliotibial band syndrome in runners: Innovations in treatment. *Sports Medicine* 35: 451–459.

Gavura, S. 2015. "Detox: What 'they' don't want you to know." Science-Based Medicine.

Haddad, M., A. Dridi, M. Chtara, A. Chaouachi, D. Wong, D. Behm, and K. Chamari. 2014. Static stretching can impair explosive performance for at least 24 hours. *Journal of Strength and Conditioning Research* 28(1): 140–146.

Hadeed, A., and D.C. Tapscott. 2020. Iliotibial band friction syndrome. In *StatPearls*. Treasure Island, FL: StatPearls Publishing.

Han, J., J. Anson, G. Waddington, R. Adams, and Y. Liu. 2015. The role of ankle proprioception for balance control in relation to sports performance and injury. *BioMed Research International* 2015, 842804.

Hanc, J. 2015. Pat Petersen, a former U.S. Marathon record holder, dies at 55. *Runner's World*. June 1, 2015.

Heart Rhythm Society. 2006. "Magnets may pose serious risks for patients with pacemakers and ICDs." ScienceDaily. November 30, 2006.

Heikura, I.A., A.L.T. Uusitalo, T. Stellingwerff, D. Bergland, A.A. Mero, and L.M. Burke. 2018. Low energy availability is difficult to assess but outcomes have large impact on bone injury rates in elite distance athletes. *International Journal of Sport Nutrition and Exercise Metabolism* 28(4): 403–411.

Helsel, P. 2015. Nevada spa worker suffocated in cryochamber, coroner rules. NBC News, November 10, 2015.

Herbert, R.D., M. de Noronha, and S.J. Kamper. 2011. Stretching to prevent or reduce muscle soreness after exercise. *Cochrane Database of Systematic Reviews* 6(7).

Hoffman, M.D., N. Badowski, J. Chin, and K.J. Stuempfle. 2016. A randomized controlled trial of massage and pneumatic compression for ultramarathon recovery. *Journal of Orthopaedic & Sports Physical Therapy* 46(5): 320–326.

Institute of Medicine (US) Panel on Micronutrients. 2001. *Dietary Reference Intakes for Vitamin A, Vitamin K, Arsenic, Boron, Chromium, Copper, Iodine, Iron, Manganese, Molybdenum, Nickel, Silicon, Vanadium, and Zinc*. Washington, DC: National Academies Press.

Institute of Medicine (US) Standing Committee on the Scientific Evaluation of Dietary Reference Intakes. 1997. *Dietary Reference Intakes for Calcium, Phosphorus, Magnesium, Vitamin D, and Fluoride*. Washington, DC: National Academies Press.

Jafary, H. 2020. "What's the difference between bunions and big toe arthritis?" The Bunion Institute.

Jing-Chun, Z., Y. Jia-Ao, X. Chun-Jing, S. Kai, and L. Lai-Jin. 2014. Burns induced by cupping therapy in a burn center in northeast China. *Wounds* 26(7): 214–220.

Johns Hopkins Medicine. n.d. "Calcium supplements: Should you take them?"

Jones, B.H., and J.J. Knapik. 1999. Physical training and exercise-related injuries. Surveillance, research and injury prevention in military populations. *Sports Medicine* 27(2): 111–125.

Jung, A.P. The impact of resistance training on distance running performance. 2003. *Sports Medicine* 33 (7): 539–552.

Killip, S., J.M. Bennett, and M.D. Chambers. 2007. Iron deficiency anemia: Evaluation and management. *American Family Physician* 75(5): 671–678.

Korsten-Reck, U. 2016. The IOC Consensus Statement: Beyond the female athlete triad—Relative Energy Deficiency in Sports (RED-S). *Deutsche Zeitschrift Für Sportmedizin* 3: 68–71.

Laukkanen, T., H. Khan, F. Zaccardi. 2015. Association between sauna bathing and fatal cardiovascular and all-cause mortality events. *JAMA Internal Medicine* 175(4): 542–548.

Lenhart, R., D. Thelen, and B. Heiderscheit. 2014. Hip muscle loads during running at various step rates. *Journal of Orthopaedic & Sports Physical Therapy* 44(10): 766–A4.

Maselli, F., L. Storari, V. Barbari, A. Colombi, A. Turolla, S. Gianola, G. Rossettini, and M. Testa. 2020. Prevalence and incidence of low back pain among runners: A systematic review. *BMC Musculoskeletal Disorders* 21(1): 343.

McDonald, K.A., S.M. Stearne, J.A. Alderson, I. North, N.J. Pires, and J. Rubenson. 2016. The role of arch compression and metatarsophalangeal joint dynamics in modulating plantar fascia strain in running. *PLoS One* 11(4): e0152602.

Menzies, P., C. Menzies, L. McIntyre, P. Paterson, J. Wilson, and O.J. Kemi. 2010. Blood lactate clearance during active recovery after an intense running bout depends on the intensity of the active recovery. *Journal of Sports Science* 28(9): 975–982.

Moen, M.H., J.L. Tol, A. Weir, M. Steunebrink, and T.C. De Winter. 2009. Medial tibial stress syndrome: *A critical review. Sports Medicine* 39: 523–546.

Moore, K.L., A.F. Daly, and A.M.R. Agur. 2010. *Clinically Oriented Anatomy.* 6th ed. Baltimore: Lippincott Williams and Wilkins.

Moran, M.W., and K.R. Rogowski. 2020. Hip and pelvic stability and gait retraining in the management of athletic pubalgia and hip labral pathology in a female runner: A case report. *International Journal of Sports Physical Therapy* 15 (6): 1174–1183.

Mountjoy, M., J. Sundgot-Borgen, L. Burke, K.E. Ackerman, C. Blauwet, N. Constantini, C. Lebrun, et al. 2018. International Olympic Committee (IOC) Consensus Statement on Relative Energy Deficiency in Sport (RED-S): 2018 update. *International Journal of Sport Nutrition and Exercise Metabolism* 28 (4): 316–331.

National Institutes of Health. 2020. Vitamin D: Fact sheet for health professionals. Last modified October 9, 2020.

Neumann, D.A. 2010. *Kinesiology of the Musculoskeletal System: Foundations for Rehabilitation.* 2nd ed. St. Louis, MO: Mosby/Elsevier.

Noehren, B., M.B. Pohl, Z. Sanchez, T. Cunningham, and C. Lattermann. 2012. Proximal and distal kinematics in female runners with patellofemoral pain. *Clinical Biomechanics*, 27(4): 366–371.

Raabe, M.E., and A.M.W. Chaudhari. 2018. Biomechanical consequences of running with deep core muscle weakness. *Journal of Biomechanics* 67: 98–105.

Reuell, P. 2015. Understanding the IT band. *The Harvard Gazette*, August 26, 2015.

Rio, E., K. Dawson, G. Lorimer Moseley, J. Gaida, S. Docking, C. Purdam, and J. Cook. 2016. Tendon neuroplastic training: Changing the way we think about tendon rehabilitation: A narrative review. *British Journal of Sports Medicine* 50: 209–215.

Rio E., D. Kidgell, C. Purdam, J. Gaida, G. Lorimer Moseley, A.J. Pearce, and J. Cook. 2015. Isometric exercise induces analgesia and reduces inhibition in patellar tendinopathy. *British Journal of Sports Medicine* 49: 1277–1283.

Schoenfeld, B., B. Contreras, J. Krieger, J. Grgic, K. Delcastillo, R. Belliard, and A. Alto. 2019. Resistance training volume enhances muscle hypertrophy but not strength in trained men. *Medicine & Science in Sport & Exercise* 51(1): 94–103.

Schwane, J.A., B.G. Watrous, S.R. Johnson, and R.B. Armstrong. 1983. Is lactic acid related to delayed-onset muscle soreness? *The Physician and Sportsmedicine* 11(3): 124–131.

Son, H., H.J. Song, H.J. Seo, H. Lee, S.M. Choi, and S. Lee. 2020. The safety and effectiveness of self-administered coffee enema: A systematic review of case reports. *Medicine (Baltimore)* 99(36): e21998.

Teng, H.L., and C.M. Powers. 2016. Hip-extensor strength, trunk posture, and use of the knee-extensor muscles during running. *Journal of Athletic Training* 51(7): 519–524.

Thacker, S.B., J. Gilchrist, D.F. Stroup, and C. Dexter Kimsey. 2002. The prevention of shin splints in sports: A systematic review of literature. *Medicine & Science in Sports & Exercise* 34: 32–40.

Thacker. S.B., J. Gilchrist, D.F. Stroup, and C.D. Kimsey Jr. 2004. The impact of stretching on sports injury risk: A systematic review of the literature. *Medicine & Science in Sport & Exercise* 36 (3): 371–378.

Thomas, D.T., K.A. Erdman, and L.M. Burke. 2016. Position of the Academy of Nutrition and Dietetics, Dietitians of Canada, and the American College of Sports Medicine: Nutrition and athletic performance. *Journal of the Academy of Nutrition and Dietetics* 116(3): 501–528.

Toroborg, L. 2018. "Mayo Clinic Q and A: Curious about acupuncture?" Mayo Clinic. Last modified April 20, 2018.

U.S. Food & Drug Administration. 2016. "Whole body cryotherapy (WBC): A 'cool' trend that lacks evidence, poses risks." Last modified July 5, 2016.

van Gent, R.N., D. Siem, M. van Middelkoop, A.G. van Os, S.M.A Bierma-Zeinstra, and B.W. Koes. 2007. Incidence and determinants of lower extremity running injuries in long distance runners: A systematic review. *British Journal of Sports Medicine* 41: 469–480.

Vulfsons, S., M. Ratmansky, and L. Kalichman. 2012. Trigger point needling: Techniques and Outcome. *Current Pain and Headache Reports* 16(5): 407–412.

Willy, R.W., M.T. Manal, E.E. Witvrouw, and I.S. Davis. 2012. Are mechanics different between male and female runners with patellofemoral pain? *Medicine & Science in Sports & Exercise* 44 (11): 2165–2171.

Willy R.W., J.P. Scholz, and I.S. Davis. 2012. Mirror gait retraining for the treatment of patellofemoral pain in female runners. *Clinical Biomechanics* 27(10): 1045–1051.

Wilson, J.M., L.M. Hornbuckle, J.S. Kim, C. Ugrinowitsch, S.R. Lee, M.C. Zourdos, B. Sommer, and L.B. Panton. 2010. Effects of static stretching on energy cost and running endurance performance. *Journal of Strength and Conditioning Research* 24 (9): 2274–2279.

Yuan, Q.L., T.M. Guo, L. Liu, F. Sun, and Y.G. Zhang. 2015. Traditional Chinese medicine for neck pain and low back pain: A systematic review and meta-analysis. *PLoS One* 24; 10(2): e0117146.

Zourdos, M.C., M.A. Sanchez-Gonzalez, and S.E. Mahoney. 2015. A brief review: The implications of iron supplementation for marathon runners on health and performance. *Journal of Strength and Conditioning Research* 29(2): 559–565.

关于作者

埃米·阿吉拉德（Emmi Aguillard），物理治疗师（PT），物理治疗博士（DPT），应用功能科学研究员（FAFS），全职物理治疗师，经营自己的私人诊所，专门治疗和训练跑者。她接受过骨盆健康的高级培训，与众多女性合作，帮助她们在怀孕期间保持最佳健康状态，并在分娩后安全地恢复跑步。在此之前，她曾在纽约市的终点线物理治疗中心工作。

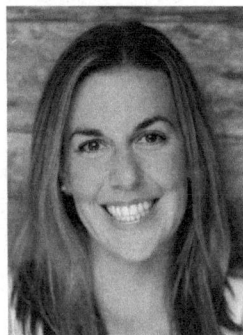

阿吉拉德博士从美国杜兰大学毕业后，继续深造并于美国哥伦比亚大学获得物理治疗博士学位。在杜兰大学期间，她曾参加美国全国大学体育协会女子D1级别的田径和越野项目比赛；完成格雷学院应用功能科学研究生课程，并参加姿态恢复学院的多门课程。在从事物理治疗工作之外，她还是拥有900名成员的飞奔猎犬跑团的教练，为5千米到马拉松等不同距离的路跑比赛制订力量训练计划和团队训练计划；同时，她还与马特·威尔珀斯（Matt Wilpers）一起担任威尔珀斯队的团队教练。她还曾是《女性健康》（*Women's Health*）和《轻松烹饪》（*Cooking Light*）的撰稿人。

乔纳森·凯恩（Jonathan Cane），更为人熟知的身份是教练凯恩，指导耐力运动员超过30年。他拥有美国阿德尔菲大学运动生理学硕士学位，并曾在多家公司中担任教练；是《铁人三项解剖学》（*Triathlon Anatomy*）（人体运动出版社）和《自由重量练习的傻瓜式指南》（*The Complete Idiot's Guide to Weight Training*）的合著者；曾为《铁人三项》（*Triathlete*）、《城市运动杂志》（*MetroSports Magazine*）、《纽约跑者》（*New York Runner*）等撰写文章。他曾是纽约路跑者、切尔西码头铁人三项俱乐部、特殊外科医院等机构的特邀演讲嘉宾。

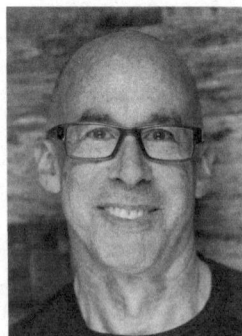

　　艾莉森·戈尔茨坦（Allison Goldstein），作家，编辑，主要与商界领袖、屡获殊荣的学者及专业人士合作，将他们的文学创意呈现给世界。她还是一名竞技跑者，参加了2020年奥林匹克马拉松选拔比赛。她的作品曾发表在《跑者世界》（*Runner's World*）、《女性跑步》（*Women's Running*）、《自行车骑行》（*Bicycling*）、《流行机械学》（*Popular Mechanics*）等刊物上。戈尔茨坦的工作地点位于美国新泽西州泽西市。

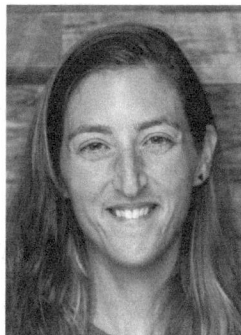

关于译者

　　邱俊，博士，上海体育科学研究所（上海市反兴奋剂中心）研究员，注册营养师，上海体育大学博士研究生导师，上海市体育科学学会副理事长兼秘书长，国家体育总局"竞技运动综合能力评定"重点实验室主任；近年来主要从事运动员机能监控、睡眠和疲劳恢复、能量代谢和运动营养等领域的研究，近5年主持上海市科学技术委员会"科技创新行动计划"项目2项、国家队科技服务项目3项，作为主要研究人员参与上海市科学技术委员会科研计划项目2项、承担上海市体育局备战类科研课题3项。

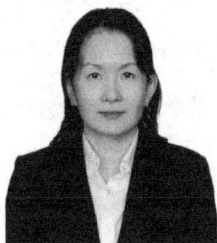

　　崔燕，上海体育科学研究所（上海市反兴奋剂中心）副所长，上海市体育局团委书记，中国体育科学学会理事，上海市体育科学学会副秘书长；长期从事上海市竞技体育备战科研保障管理和体育科研前沿信息研究，参与国内早期国际康复体能学术交流和联合服务的组织管理工作，多次参与上海市科学技术委员会体育重点领域攻关项目研究；荣获上海市青年五四奖章等。

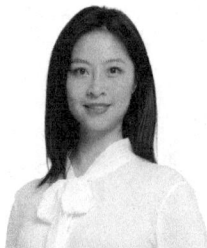

　　张鹏，上海体育科学研究所（上海市反兴奋剂中心）副研究员，毕业于复旦大学运动医学专业，美国纽约城市大学访问学者，获NSCA–CPT、FMS、SFMA认证，中华医学会运动医疗分会第五届医务监督学组委员，上海市体育科学学会第八届理事会理事及运动医学专业委员会副主任委员，上海市医学会运动医学专科分会第十一届委员；主要研究领域为运动损伤与康复，发表期刊论文十余篇，主持上海市科学技术委员会科研计划项目一项，作为主要研究人员参与多项省部级科研项目；多年来一直从事优秀运动员运动损伤防治与康复的科研保障工作，曾为吴敏霞、火亮等奥运冠军提供保障服务，为此获上海市政府突出贡献奖个人二等功、上海市青年五四奖章等。

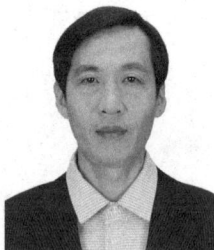